El perfecto equilibrio
cuerpo-mente

© Editorial De Vecchi, S. A. 2019
© [2019] Confidential Concepts International Ltd., Ireland
Subsidiary company of Confidential Concepts Inc, USA
ISBN: 978-1-64461-982-7

Martine Gay

EL PERFECTO EQUILIBRIO CUERPO-MENTE

dve
PUBLISHING

Índice

PRÁCTICAS Y EJERCICIOS

CONCLUSIONES

Prólogo

Tras la primera edición francesa de este libro, de gran éxito, Martine Gay me solicitó que escribiera un nuevo prólogo, lo cual considero un honor y un placer.

Empezaré recordando lo que escribía para la primera edición: «Martine Gay ostenta una experiencia sólida... Lo vivido no se inventa, se crea durante la formación y la autenticidad no se oculta detrás de una máscara». No es preciso apelar a la retórica para confirmar estas evidencias. Tras discutir, profundizar y, con mucha frecuencia, resolver casos con la autora, puedo atestiguar que Martine se halla «inmersa en la práctica» de manera constante, gracias a una incesante investigación y a un intenso trabajo de ampliación de los horizontes de la disciplina sofrónica. Ni que decir tiene que esta forma de actuar es el fruto de una honestidad intelectual muy rigurosa. Como cualquier disciplina especializada, la sofrología debe ser sometida a una discusión continua: no existe nada que pueda ser considerado como definitivo, todo debe sopesarse con cautela. Este libro es una prueba de ello.

Así pues, ¿es el presente un momento favorable para la sofrología? Por un lado, podríamos decir que no, a causa de cierta forma de ver las cosas un tanto banal: la sofrología, que a pesar de las apariencias es una disciplina antigua, es víctima del «esnobismo» que suele ensalzar la ignorancia y el sectarismo. Por otro lado, por suerte, hay sólidas razones para creer y abrigar ciertas esperanzas. De hecho, la psicoterapia de tendencia somática y, más allá de los límites de esta, la pedagogía racional, han ido tomando un lugar de importancia en el panorama científico moderno. En la actualidad, estas técnicas no sólo son reconocidas, sino incluso recomendadas por la medicina y la psiquiatría convencional. La frontera entre psicoanálisis y bioenergía, entre consciente e inconsciente, ha perdido su antigua evidencia irreductible. Todo ello significa que, por fin, se puede hablar no sólo «del» cuerpo, sino «con» el cuerpo. Asimismo, aunque la sofrología no constituye la base de la concepción holística (¡no hay que olvidar ni a Oriente ni a Reich!), esta visión del organismo vivo se ve, en cualquier caso, confirmada por la práctica sofrónica, la cual enlaza con tradiciones terapéuticas ancestrales y se ve avalada por el mundo científico moderno.

Martine Gay ha abordado el tema de la psicología del inconsciente de manera prudente, lúcida y responsable; sabe, sin duda, que la activación de la conciencia evoca el inconsciente, y conoce la técnica para hacerlo. Podemos concederle un voto de confianza sin miedo a equivocarnos, de lo cual me congratulo desde ahora mismo.

JEAN-PIERRE HUBERT
Facultad de Medicina de París XIII, área de biología humana
Presidente de la Facultad Europea de Sofrología

LA SOFROLOGÍA

Los orígenes

Antes de adentrarnos en el núcleo de nuestro tema, quiero precisar de manera sucinta el modo en que he concebido y elaborado el libro.

Ante todo, he confiado en la experiencia personal y profesional que he ido adquiriendo como sofróloga y sofroanalista; en segundo lugar, he profundizado, gracias a un trabajo paciente de investigación y estudio, en todo cuanto se ha publicado en los últimos treinta años acerca de los temas abordados en este texto. Por último, pero no menos importante, he tenido presentes los resultados de mi reflexión filosófica personal, psicológica y poética, cuyas fuentes de inspiración pertenecen tanto a la cultura occidental como a la oriental.

Para definirla con pocas palabras, la sofrología es el estudio de la armonía de la conciencia, de la búsqueda del equilibrio, de un mayor bienestar y de una forma de sabiduría renovadoras que reconcilian al ser humano con el cosmos.

La propia etimología de la palabra, descompuesta y analizada de manera adecuada, nos proporciona una clave interpretativa iluminadora: *sofrología* procede del griego, como suma del adjetivo *sôphrôn* y el sufijo *logía*, que a su vez deriva del sustantivo *lógos*, como se explica en el esquema que aparece en la página siguiente.

ETIMOLOGÍA Y SIGNIFICADO DEL ADJETIVO *SÔPHRÔN*	
sôs	*phrên*
sano	mente emotividad

$$\Downarrow$$

sôphrôn

prudente
equilibrado
sensato

ETIMOLOGÍA Y SIGNIFICADO DE LA PALABRA *SOFROLOGÍA*	
sôphrôn	*lógos*
prudente equilibrado sensato	discurso estudio tratado

$$\Downarrow$$

sofrología

ciencia, método o disciplina para alcanzar un equilibrio saludable

La sofrología comprende una serie de métodos y ejercicios para modificar los *niveles de conciencia*: algunos de ellos aparecen al final de este volumen, en la parte *Prácticas y ejercicios*.

Para captar el significado completo y el alcance del término *sofrología*, debemos pensar que esta disciplina nace de la fusión de dos tradiciones de pensamiento a saber, la occidental y la oriental. Por este motivo, creemos de utilidad para el lector dedicar unas palabras tanto a una como a otra vertiente, señalando únicamente aquello que concierne de forma directa a nuestra disciplina.

La tradición occidental

Toda verdad nueva empieza como herejía.
THOMAS HUXLEY

Teólogos, médicos, neurólogos, psiquiatras occidentales e investigadores de distintas áreas y de diverso alcance, han contribuido al descubrimiento y perfeccionamiento de las técnicas terapéuticas basadas en la hipnosis, aplicándolas y experimentándolas sobre las personas en diferentes situaciones y con fines muy divergentes entre sí. Sin embargo, algunos de los autores que presentamos a continuación han adquirido una importancia fundamental para el nacimiento y desarrollo de la sofrología.

JOÃO C. DE FARIA

João C. de Faria (1756-1819) fue ordenado sacerdote en Roma, a la edad de veinticuatro años, una vez completados los estudios de Teología. Años más tarde, fue nombrado abad.

Emprendió múltiples investigaciones acerca del sueño, y a él se debe el descubrimiento de la sugestión hipnótica. Explicó que el hipnotizador carecía de poderes especiales y que, en realidad, el agente activo de la hipnosis era el propio hipnotizado. Demostró que una persona deseosa de prestarse al experimento podía ser inducida a un estado de sueño lúcido.

La técnica de Faria se basa en la sugestión verbal: la persona se acomoda a su gusto, cierra los ojos y se concentra intensamente en el deseo de conciliar el sueño. El hipnotizador repite ciertas palabras (*duerme, duerme...*).

Un desarrollo interesante de este método fue su aplicación como analgésico en las intervenciones quirúrgicas, así como para obtener la amnesia postoperatoria (es decir, para eliminar el recuerdo del sufrimiento). Tras la estela de Faria surgió la hipnosis moderna y se crearon la Escuela de Nancy y la Escuela de París, o Salpêtrière[1].

1. Salpêtrière, que significa literalmente «fábrica de salitre», es el nombre de un hospital de París, edificado donde existía una fábrica de tales características.

FRANZ ANTON MESMER

El fenómeno que actualmente conocemos con el nombre de *hipnosis* recibió, en un primer momento, la denominación de *magnetismo*, o también de *mesmerismo*, en honor al que fue su descubridor, el médico Franz Anton Mesmer (1734-1815), un alemán un tanto «raro»: su obra se titulaba *De planetarum influxu* («La influencia de los planetas»).

Convencido de que cierta energía, el «magnetismo animal», procedente del cosmos, atravesaba el cuerpo humano y le provocaba el estado de salud, Mesmer afirmaba que este magnetismo podía resultar beneficioso y, además, se podía transmitir de una persona a otra.

Esta teoría, tomada con cierto recelo por la cultura occidental, no tiene nada de excepcional: de hecho, se pueden detectar huellas de ideas muy similares en muchas otras culturas, sobre todo orientales. Lo que, probablemente, desacreditó a Mesmer fue el hecho de que, para inducir en sus pacientes reacciones de magnetización, recurrió a rituales de sugestión dotados de una indudable teatralidad.

En cualquier caso, se le reconoce la invención de la terapia de grupo, como la musicoterapia. Los enfermos debían sumergirse en grandes tinas llenas de agua «magnetizada», manteniendo un contacto directo entre sí y asiendo al mismo tiempo unas abrazaderas de hierro, sumergidas también en las tinas. Mesmer, vestido con una túnica violeta, tocaba la espalda o el vientre de los pacientes con una varita de hierro que vibraba al ritmo de las sinfonías de Mozart. Algunos no tenían reacciones, otros experimentaban una sensación de calor o de hormigueo, mientras que había quienes caían presos de convulsiones que podían prolongarse durante horas. Estos últimos, probablemente víctimas de un ataque de histeria, declaraban sentirse mucho mejor tras las sesiones.

Los métodos de Mesmer suscitaron perplejidad y pronto fueron desacreditados. No pasó mucho tiempo para que acusaran al médico alemán de charlatán. A pesar de todo, sus discípulos se empeñaron en continuar las investigaciones acerca del «magnetismo animal» y sus aplicaciones con finalidades terapéuticas. Fue precisamente uno de sus discípulos, el marqués de Puységur, quien descubrió que era posible inducir en el ser humano, mediante técnicas específicas, un estado de pseudosonambulismo: este estado corresponde a lo que, a partir de entonces, recibió el nombre de *hipnosis*.

El término *hipnotismo*, procedente del griego *hypnos* (es decir, «sueño»), surgió en el año 1843. Fue propuesto por el cirujano inglés James Braid. A pesar de cierto escepticismo inicial respecto a tal fenómeno, se convirtió en uno de los nombres más relevantes de la escuela hipnótica.

En los años posteriores, numerosos médicos, neurólogos y psiquiatras ingleses, franceses y alemanes (entre ellos también el propio Freud) emprendieron investigaciones sobre la hipnosis, sus mecanismos y aplicaciones terapéuticas. De este modo, la hipnosis conoció una notable difusión entre finales del siglo XIX y principios del XX, en especial, en el ámbito médico y psicoterapéutico. Sin embargo, en la esfera científica y en la opinión pública se extendió una actitud sumamente hostil: tal prejuicio aún está vigente en la actualidad, aunque de un modo más difuso.

Muchas personas carentes de escrúpulos, que recuperan la tendencia teatralizante que caracterizaba los experimentos de Mesmer, utilizan la hipnosis con fines espectaculares: el hipnotizador hace subir al escenario a uno o a varios infelices, a los que transforma en títeres patéticos ante un público lego en hipnotismo, mientras el oficiante se hace pasar por una persona dotada de poderes excepcionales. Esto les permite llenarse los bolsillos.

A pesar de todas estas aberraciones televisivas, propias, la mayoría de las veces, de charlatanes y farsantes, la hipnosis médica, practicada por terapeutas serios y preparados, constituye un método eficaz e interesante.

JEAN-MARTIN CHARCOT

Jean-Martin Charcot (1825-1893) ejercía en París, en la Salpêtrière, y estaba considerado una lumbrera de la neurología y de la anatomopatología. Aunque en un principio se situó entre las filas de la Escuela de Nancy, a la que ya hemos aludido, más tarde abandonó la senda de sus maestros, Liebault y Bernheim, quienes afirmaban que la hipnosis era un estado natural, aun cuando inducido, aplicable a cualquier persona. Liebault y Bernheim interpretaban la hipnosis como una «acción sobre la actividad psíquica con el fin de obtener un fenómeno físico».

Las investigaciones de Charcot se centraron, en un principio, en la histeria: «Se trata de una neurosis caracterizada por la aparición de síntomas físicos pasajeros, duraderos o permanentes». Estos síntomas, que afectan al sistema nervioso, consisten en espasmos, parálisis parciales, afasias, etc. De este modo, Charcot obtuvo unos buenos resultados provocando el estado de hipnosis sobre pacientes aquejados de histeria, quienes accedían a la terapia precisamente para complacer a su médico. Así pues, la hipnosis era, para Charcot, un estado patológico, reservado a sus enfermos, a los que él consideraba como unos pobres de espíritu. Por esta razón, la Escuela de París, fundada por el propio Charcot, definía la hipnosis como «una acción sobre los sentidos y el físico con el fin de obtener un fenómeno psíquico» y afirmaba que únicamente podía ser practicado sobre enfermos psíquicos.

Se pueden distinguir tres estados de hipnosis:

— el primero es un estado letárgico (obtenido mediante el poder hipnótico);
— el segundo es un estado cataléptico (inmovilidad de la conducta);
— el tercero es un estado de sonambulismo (mirada fija).

En los últimos años de su vida, e insatisfecho con su propio trabajo, Charcot tuvo la sensación de que había llegado a las puertas de un descubrimiento de auténtica relevancia. Este presentimiento le indujo a revisar sus teorías acerca de la hipnosis, aunque la muerte le sorprendió antes de que pudiera lograrlo. La obra de Charcot fue continuada por Bahninshni; por desgracia, ni uno ni el otro compilaron de manera sistemática los resultados de sus investigaciones.

SIGMUND FREUD

Sigmund Freud (1856-1939), de padres judíos, nació en Moravia; ejerció en Viena hasta que se vio obligado a emigrar a causa de la amenaza nazi. Tras licenciarse, trabajó durante seis meses con el profesor Charcot en la Salpêtrière. Estudió los cuadros histéricos y se sintió muy impresionado al comprobar que estos podían desaparecer mediante tratamiento hipnótico. La hipnosis ocupó un lugar relevante en sus investigaciones, en particular, en aquellas referidas a la relación entre consciente e inconsciente en el curso de las modificaciones del estado de conciencia.

En 1896 fundó el psicoanálisis, cuyo instrumento terapéutico esencial es la *transferencia*: este fenómeno se produce cuando el paciente transfiere sobre el analista aquellas pulsiones que hasta entonces había focalizado sobre otras personas.

En psicoanálisis, y como consecuencia también en sofrología (cuyo lenguaje es todavía, en esencia, el analítico), el ámbito relacional del paciente se ve sometido a manipulación mediante instrumentos hipnóticos y verbales.

Freud incidió en profundidad sobre el aparato psíquico, distinguiendo tres niveles:

— Super-Yo (o inconsciente): tiene funciones de censura;
— Yo (o consciente): con una función volitiva;
— Ello (o principio de placer): en él se alojan las pulsiones inconscientes (de vida o de muerte).

CARL GUSTAV JUNG

Carl Gustav Jung (1875-1961), psiquiatra suizo, escribió sobre sí mismo:

«Mi vida es la historia de un inconsciente que se ha realizado. Todo lo que yace en el inconsciente quiere convertirse en acontecimiento; asimismo, la personalidad desea dar muestras de sí misma partiendo de estas condiciones inconscientes para sentirse viva en cuanto totalidad».

Basándose en los trabajos de Freud y de Pierre Janet, echó mano de la hipnosis para sus propios estudios. Las obras de Jung abordan numerosas temáticas: filosofía, alquimia, religiones, mitología, psicología, parapsicología, historia, etc.

Debemos a Jung el concepto de inconsciente colectivo o primordial, así como el de arquetipo, en su acepción moderna: con este término, se alude al bagaje de imágenes ancestrales que constituyen el patrimonio común, ya sea de la humanidad, en general, o de civilizaciones concretas.

Escribe Jung:

«El Yo no es únicamente el centro, sino también la circunferencia completa que abarca conjuntamente a consciente e inconsciente; es el centro de esta totalidad, así como el Yo es el centro de la conciencia. Igualmente, el Yo constituye el objeto de la vida, aquel por el cual el individuo es la expresión más completa de estas combinaciones del destino».

WILHELM REICH

Nacido en Austria, Wilhelm Reich (1897-1957), estudió ciencias naturales y medicina, se apasionó por la sexología y se dedicó al psicoanálisis. Aunque fue un estrecho colaborador de Sigmund Freud, más tarde disintió de sus teorías. Puso la base de la vegetoterapia, una técnica curativa basada en la dieta vegetariana, desarrollada más tarde por sus discípulos y colaboradores, Lowen y Pierrakos.

El interés fundamental de la obra de Reich reside, ante todo, en sus reflexiones sobre el cuerpo, así como por sus teorías acerca de la circulación de la energía en el cuerpo. La idea de las «corrientes biovegetativas» topó al principio con la hostilidad general; sin embargo, en la actualidad ya no se la considera como una derivación del pensamiento mágico y ha sido aceptada por la neurología moderna. Según esta teoría, si obstaculizamos el libre fluir de esta energía por nuestro cuerpo, daremos paso a numerosos bloqueos energéticos que reciben el nombre de *corazas* (como es el caso de la coraza muscular, etcétera).

Según Wilhelm Reich, el inconsciente es tanto corporal como psíquico: el síntoma físico es la manifestación directa del inconsciente. Por ejemplo, si modificamos los hábitos corporales, la esfera psíquica también acusa cambios.

ALFONSO CAYCEDO

El término *sofrología* es relativamente reciente. Fue acuñado a finales de los años cincuenta por un neuropsiquiatra, el doctor Alfonso Caycedo (nacido en Bogotá, Colombia, en 1932), quien tras la estela de los maestros citados anteriormente, se dedicó al estudio de la hipnosis, combinándola con técnicas de relajación diversas, y en especial con las de *training* autógeno.

Caycedo, que poseía una formación cultural clásica, constató que en el diálogo platónico titulado *Cármides*, se describía un estado psicosomático próximo a la hipnosis que recibía el nombre de *sofronizado*. En la Grecia antigua, se accedía a este estado especial gracias al *terpnós logos* (literalmente, «discurso suave»): una manera de hablar dulce, lenta y monótona.

La obra de Platón presenta a Sócrates discurriendo con su interlocutor Cármides, quien le explica que padece jaqueca. Sócrates se ofrece para curársela, a condición de que se muestre dispuesto a experimentar un encantamiento mediante el cual incidirá sobre el alma, la calmará y, por consiguiente, la mente y el cuerpo se verán aliviados. Entablan entonces una discusión acerca de la noción de *sôphrosynê*. Para poder comprender la importancia y el significado de este diálogo, el término *sôphrosynê* no se emplea como sinónimo de «sabiduría», sino más bien como «mente sana». Así pues, dice Sócrates:

«Te diré con franqueza en qué consiste este encantamiento. [...] Se trata, Cármides, de una curación que no se puede dirigir únicamente a la cabeza. Quizá ya conozcas lo que dicen los buenos médicos a aquellos que, enfermos de los ojos, se dirigen a ellos para ser tratados: les dicen que resulta imposible curar únicamente los ojos, sino que es necesario curar también la cabeza si se desea que la cura ocular tenga éxito. Por otra parte, considerar que puede curarse únicamente la cabeza, con independencia del resto del cuerpo, es una absoluta insensatez. Según este razonamiento, sometiendo todo el cuerpo a un tratamiento curativo adecuado, tratan los médicos de curar la parte junto con el todo».

La sofrología, por tanto, remite al poder de la palabra, es decir, al «encantamiento», que es la acción del «encanto» (en griego, *epodê*). *Encanto* significa, literalmente, «cantar fórmulas mágicas».

La tradición oriental

Caycedo inició sus estudios en la tradición occidental, pero supo aprovechar también el patrimonio de conocimientos que proporciona la tradición oriental. En concreto, para el desarrollo de la sofrología extrajo elementos de:

- la religión de los Veda;
- el hinduismo;
- el budismo;
- el taoísmo;
- los Ayurveda;
- el zen;
- el yoga.

A continuación, presentaremos los elementos fundamentales de esta tradición, que constituyen la base de numerosas técnicas sofrónicas (es decir, propias de la sofrología) para conquistar la serenidad.

La religión de los Veda

La religión de los Veda es la más antigua de la India, donde fue introducida por los invasores procedentes de Persia (actual Irán). Se desarrolló en la zona regada por el río Indo, desde donde se extendió por todo el país hacia el siglo XII a. de C. Los *Veda* («ciencia», en sánscrito), que forman la producción literaria más antigua en lengua sánscrita (una de las numerosas lenguas indoeuropeas), incluyen cuatro colecciones de libros redactados entre el 1500 y el 800 a. de C. Al principio, las doctrinas religiosas de los Veda se trasmitían únicamente de forma oral. Las cuatro colecciones que componen el cuerpo principal de los Veda son:

- *Rigveda:* se trata de la colección más antigua de poemas y cantos dirigidos a la divinidad;
- *Samaveda:* colección de himnos sacros;
- *Yajurveda:* rituales sacrificiales;

• *Atharvaveda:* fórmulas de encantamientos y prácticas de carácter mágico.

La religión de los Veda prescribe el culto público de las divinidades, practicado de acuerdo con una liturgia, y constituye el núcleo en torno al cual se desarrolla todo el pensamiento indio: el hinduismo y el budismo, esenciales para la sofrología, surgen tras la estela de la tradición védica.

El hinduismo

En el ámbito religioso indio, el periodo védico fue seguido hacia el 800 a. de C. por el llamado *brahmanismo* (procedente del concepto de *brahman*, fuerza animadora del universo) que fue sucedido por el hinduismo (hacia el 500 a. de C.).

Las dos divinidades principales, Shiva y Vishnú, que son, sin duda, las más veneradas, asumieron, con el paso del tiempo, una función preeminente en el panteón indio (es decir, en el conjunto de las divinidades objeto de culto). Aun así, la noción de *brahman* en cuanto principio absoluto e impersonal en torno al cual gravitan las especulaciones de los *Upanishad* (místicos), no cayó en absoluto en desuso.

Las vías clásicas de salvación del hinduismo son:

• *Karmayoga:* disciplina de la acción, salvación mediante el comportamiento virtuoso y el trabajo;
• *Jnanayoga:* disciplina del conocimiento (contemplación mística en cuanto expresión de la identidad del yo profundo, el *Atman*, y del *brahman*);
• *Bhaktiyoga:* disciplina de la devoción, salvación mediante el amor por la divinidad.

En la gran corriente del hinduismo, se incluye en plano de igualdad el yoga, que describe una técnica especial de autodisciplina, así como la llamada *vía tántrica*, que requiere una severa iniciación (*tantra* significa, en sánscrito, «trama», texto»).

El tantrismo, con sus implicaciones mágicas, rituales y místicas, sigue el camino trazado por el *Atharvaveda* y los *Upanishad* védicos.

Las prácticas sexuales ocupan un lugar esencial en el tantrismo, o cuanto menos en las escuelas que priorizan la noción del *shakti* (energía femenina), el principio activo y creador, frente al masculino, inactivo.

El budismo

El budismo es una camino hacia la salvación, a la que el hombre puede acceder únicamente por sus propios medios. El Buda no niega necesariamente el absoluto, sino que se abstiene de hacerlo participar en la salvación individual.

Este camino se deriva del conocimiento y de la toma de conciencia del vacío de todas las cosas. No existe un principio de unidad, lo que lleva hasta la «extinción» del dolor. El budismo se introdujo en el Tíbet en el siglo XVII d. de C. El budismo monástico o «pequeño vehículo» se orienta hacia la salvación del individuo a través de la vida religiosa; se corresponde con un itinerario salvífico (de salvación) más breve. Por el contrario, el budismo del «gran vehículo» mitiga la oposición entre vida monástica y vida laica, y propone un recorrido más largo en el que la salvación depende de la intervención benévola de los demás: de los *buddha* y de los *bodhisattva* (los «candidatos al despertar»).

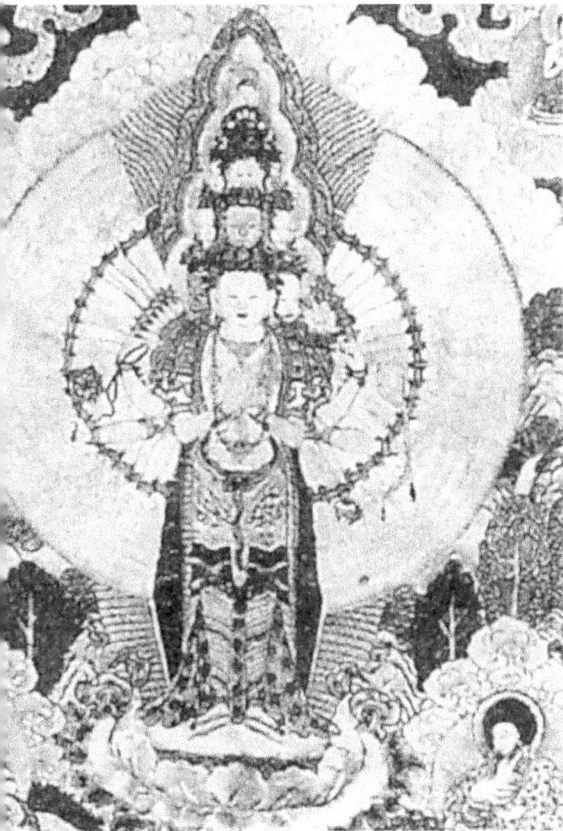

Un Buda rodeado por sus discípulos (bordado basado en una imagen antigua)

El taoísmo

El taoísmo es la vía mística de la sabiduría china: invita a sus adeptos a la vida contemplativa y a la indiferencia hacia el éxito social. En este sentido, se aparta considerablemente del confucianismo, cuya ética prescribe que el hombre basa su realización personal en la sociedad civil y en la fortuna del

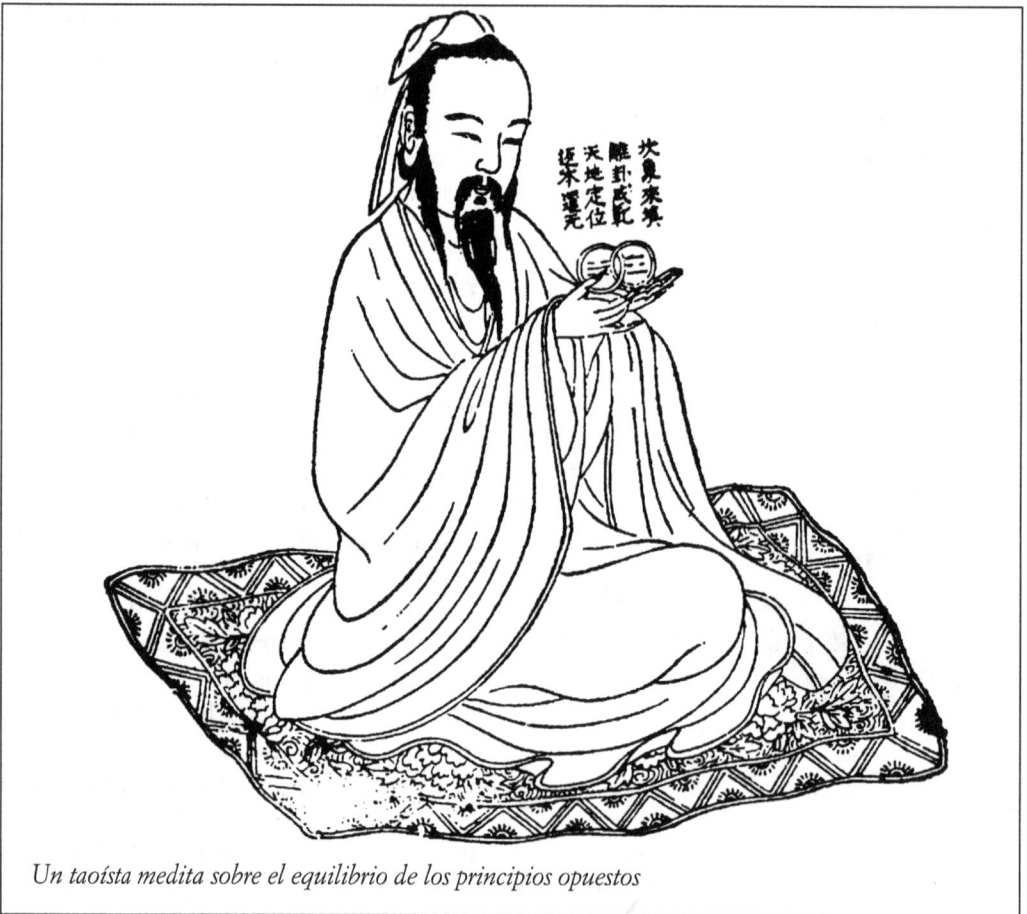

Un taoísta medita sobre el equilibrio de los principios opuestos

imperio. *Tao* (que en chino significa «camino») indica la vía, la fuente, el motor interno del universo: gracias al tao, se desarrolla el acto espontáneo, como consecuencia genuina del impulso natural. Por lo tanto, el tao es una energía sutil. El taoísmo, o cuanto menos una de sus direcciones, aconseja la «no acción» *(wu wei)*, no en cuanto sinónimo de ociosidad, sino como una manera de respetar la auténtica naturaleza de las cosas, adaptándose al movimiento y a la armonía de la vida universal (en este sentido, también podría entenderse como «no interferencia»). En resumen, pues, el taoísmo condena cualquier tipo de violencia ejercida por el hombre sobre el ritmo natural de las cosas. El taoísmo atribuye una enorme importancia al ritmo y a la armonía, dos conceptos fundamentales en el sistema conceptual de la sofrología.

Los Ayurveda

La medicina india se basa en los *Ayurveda*, que describen el estado de salud como el resultado de una interacción de los elementos del organismo con la meteorología y la sucesión de las estaciones.

Según los *Ayurveda*, los elementos constitutivos del cuerpo son los mismos que el universo:

- el espacio o el vacío *(akasha)*;
- el viento o el aire *(vayu)*;
- el fuego *(tejas)*;
- el agua *(apas)*;
- la tierra *(prithvi)*,

Otros textos añaden el pensamiento *(cetanâ)* a los elementos mencionados. Por lo tanto, el hombre mantiene una estrecha relación con el Cosmos y este constituye una unidad indisoluble.

LOS ELEMENTOS

Akasha (Vacío): vacío interatómico, intercelular, interplanetario, interestelar, intergaláctico. Espacios de las cavidades nasales, en el aparato respiratorio, la boca, el estómago, los intestinos, los vasos sanguíneos, etc. Transmisión del sonido, oído y voz.

Vayu (Aire): movimiento muscular, cardiaco, diafragmático, peristáltico. Movimiento de los fluidos corporales, de la sangre, de los impulsos nerviosos, etc. Transmisión de la percepción táctil; movimientos de la mano.

Tejas (Fuego): digestión, enzimas, metabolismo, temperatura basal. Visión. Inteligencia. Movimiento de los pies. Hematocritos (glóbulos rojos).

Apas (Agua): líquidos intercelulares, plasma, linfa, leucocitos (glóbulos blancos). Secreciones y excreciones. Gusto. Lengua y genitales externos (pene y clítoris).

Prithvi (Tierra): minerales. Aparato locomotor (huesos, músculos, tendones, etc.). Piel y anexos cutáneos (pelos, cabello, uñas). Olfato. Nariz y ano.

El simbolismo del Hombre total de la medicina india, que la sofrología suscribe, se basa en las figuras del círculo, la cruz y el cuadrado, que remiten respectivamente a las tres «áreas» del cuerpo humano: el círculo se corresponde con la cabeza, la cruz con el corazón y el cuadrado, con la pelvis, los genitales y las piernas. Podemos hallar rastros de este simbolismo en todo el pensamiento oriental, y sobre todo en el yoga.

• El círculo guarda la relación con la metafísica (el espíritu, lo divino, la imaginación) y con la comunicación verbal (intuición, sensaciones).
• La cruz incluye todas las nociones espirituales de la persona: emociones psicológicas, lo sagrado, el símbolo. En este caso, la comunicación es de orden simbólico.
• El cuadrado es todo aquello que se halla en relación con lo físico, lo profano y la vida instintiva. La comunicación es verbal.

La armonía entre el Ser y el Cosmos se refleja perfectamente en esta representación, que permite mantener intercambios energéticos entre los tres niveles. Si uno de ellos no vibra, repercute negativamente en los otros dos, y se produce una disfunción. En nuestros días, los estudios ayurvédicos están experimentando un renacimiento entre los médicos indios.

Las bases esenciales, aunque no exclusivas, de estos estudios son los *samhita* de Carake y Susrata, dos estudiosos que proclaman un camino racional hacia el bienestar, sin recurrir a la magia o el misticismo. Los demonios únicamente se invocan en casos excepcionales: delirios de posesión o enfermedades infantiles, por ejemplo.

El zen

El término *zen* es japonés, aunque procede del chino *ch'an*, que a su vez se deriva del sánscrito *dhyâna*, sinónimo de una escuela de meditación búdica. El núcleo de la doctrina zen es el siguiente: la parte más profunda del ser humano es divina (naturaleza perfecta del Buda). La toma de conciencia de esta naturaleza es intuitiva y, por tanto, interior. Esta doctrina atribuye una importancia esencial tanto a la meditación como a la búsqueda de la belleza, instrumentos mucho más útiles que la reflexión racional (la naturaleza del buda es «inasible» mediante la razón).

El yoga

Yoga significa, en sánscrito, «unión» (la raíz indoeuropea de esta palabra es la misma que la del *iugum* latino, de donde deriva el castellano *yugo*). Como hemos visto antes, el yoga es una técnica de autodisciplina psicosomática, es decir, un sistema para controlar conjuntamente cuerpo y espíritu. Así pues, se compone tanto de ejercicios físicos como psíquicos,

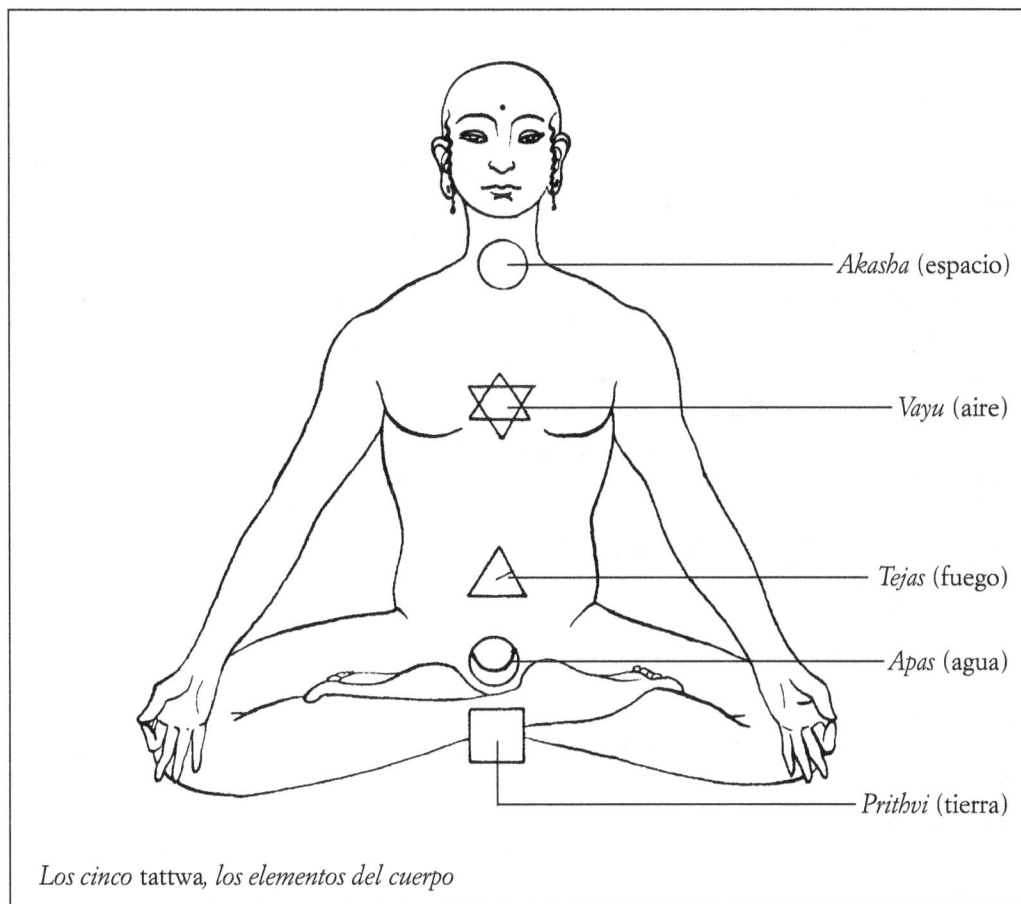

Akasha (espacio)

Vayu (aire)

Tejas (fuego)

Apas (agua)

Prithvi (tierra)

Los cinco tattwa, *los elementos del cuerpo*

que deben desarrollarse al unísono, puesto que el cuerpo está sometido al control de la mente. El yoga no remite a ninguna doctrina religiosa concreta. Se trata de una técnica utilizable por todos los grupos, religiosos o culturales, que ha despertado el interés de pensadores y científicos a lo largo de la historia. La experiencia práctica del yoga se basa en concepciones psicofisiológicas que favorecen el uso interior de las posibilidades psicosomáticas. En la práctica del yoga se trabaja sobre la base de que el cuerpo está compuesto por cinco elementos, o *tattwa*:

- la tierra, representada por las partes sólidas (huesos);
- el agua, representada por los líquidos orgánicos;
- el fuego, representado por la bilis;
- el aire, representado por la respiración;
- el espacio, representado por los órganos huecos.

De los tres elementos activos —agua, fuego y respiración—, el que más interesa al yoga es la respiración *(prana)*. Esta circula por los «canales» de todo el organismo. La respiración es únicamente una parte de la función respiratoria, que pone en relación las masas aeriformes orgánicas (o «espíritus», de acuerdo con el significado originario de esta palabra) con el aire exterior. La respiración se encarga de transportar las percepciones entre los órganos de los sentidos y el corazón, en donde se combinan para alimentar el funcionamiento de la mente. Por otro lado, aquello que mueve los miembros es un soplo interior. Toda la actividad vital depende de la respiración, que es como el «primer motor».

Sin embargo, el elemento esencial del método yóguico es la regulación de la respiración, la única que puede ser modificada directamente por la voluntad: su estado actúa de modo indirecto sobre la actividad de los «espíritus» (en el sentido antes mencionado) y, a través de ellos, sobre todo el conjunto de cuerpo y espíritu, unidos indisolublemente. Con frecuencia, se asocia la concentración mental con la retención de la respiración: por ello, se prolonga su duración para favorecer la meditación y la concentración de la mente en un objeto predeterminado. El yoga también es practicado para superar los límites de los poderes humanos habituales, y acceder al mundo de lo prodigioso *(siddhi)*, donde pueden producirse casos de levitación y de telepatía. Concebir el prana —la energía vital sutil que anima todo el universo, incluida la materia, aparentemente inerte— es muy difícil desde una óptica occidental, mientras que en Oriente es un concepto, por así decir, innato. Esta noción, a pesar de todo, no es exclusiva de la India y, aunque en formas muy diversas, se puede detectar en la totalidad de los pueblos de la Antigüedad. Los griegos lo denominaban *pneuma*; los chinos, *chi*; los egipcios, *ka*; los hebreos, *rvah*, etc. La adquisición, manipulación, asimilación y difusión de esta fuerza sutil constituyen los fundamentos del yoga.

¿Cómo definir el prana?

No es tarea fácil. Los hindúes afirman que el prana es la suma de las energía contenidas en el universo. Dado que, desde su perspectiva, existe una analogía entre el macrocosmos (el universo) y el microcosmos (el hombre), se deduce que el prana es la suma de todas las energías que alimentan al ser humano.

Así pues, se trata de una energía vital y cósmica que, al entrar en contacto con el cuerpo, adopta una forma especial y le confiere vida; sin embargo, no actúa directamente sobre el cuerpo físico, sino indirectamente, a través de un intermediario que recibe el nombre de «cuerpo pránico».

Los *yoguis* controlan el prana para alcanzar una armonía perfecta con la naturaleza. Por medio del pensamiento, los practicantes de yoga sienten y hacen circular el prana por el cuerpo y más allá de él: el pensamiento es una onda energética que se propaga por el espacio. No nos olvidemos que el prana es, al mismo tiempo, la fuerza motriz de la respiración y la fuerza sutil que se manifiesta con la respiración.

No es el aire, puesto que no se mezcla con su composición química, y aun así se encuentra en el aire... Tampoco se mezcla con la fórmula del agua, pero está en el agua.

Se halla en la luz del sol, en la comida, en la palabra (por otro lado, la fonación, es decir, la emisión vocal, depende del prana). En pocas palabras, el prana es inmaterial, inasible, imperceptible, pero se encuentra por doquier, impregna nuestra vida y de él extraemos nuestra sustancia.

¿Qué es el cuerpo pránico?

Según la concepción oriental, el cuerpo pránico está formado por la totalidad de las energías que circulan por nuestro cuerpo físico. Recibe el alimento del prana y constituye una réplica, en cierto sentido, del cuerpo físico. Si bien ambos cuerpos guardan una correlación, el cuerpo pránico se caracteriza por poseer una anatomía y una fisiología propias. Se trata de un auténtico organismo, sin duda sutil pero estructurado y ensamblado, en el que cada una de sus partes participa para infundir vida al conjunto, incluido, como es obvio, el cuerpo físico.

El cuerpo pránico modela e influye en el cuerpo físico; si gozamos de buena salud, el cuerpo físico está sano; si está perturbado, el cuerpo físico cae víctima de la enfermedad; pero si su acción cesa, el cuerpo físico muere y vuelve a convertirse en materia inerte.

El ritmo del prana

Hay que destacar que si el prana es absorbido por el cuerpo pránico es gracias a la intervención del cuerpo físico y de sus órganos de absorción: la nariz, la boca, la piel... La nariz, al inspirar el aire, es el órgano principal de la adquisición del prana; aun así, no hay que menospreciar el papel de la boca, en concreto, de la lengua y de la piel. El aire es nuestro alimento primordial. Los *yoguis* saben que el prana del aire es su alimento principal, por lo que son muy hábiles en asimilarlo. Así, el prana está relacionado con la respiración. El prana se inspira por la nariz, penetra en el cuerpo con la respiración aunque, en cuanto elemento fundamental y activo del cuerpo, posee su propio ritmo: su energía adopta un estado de polarización variable a lo largo del día, positiva o negativa, según las horas.

Podemos experimentarlo así: si nos tapamos un orificio de la nariz, y luego el otro, comprobamos que el volumen de aire inspirado es distinto. Cuando prevalece el derecho, estamos en una fase de absorción positiva; si predomina el izquierdo, en una negativa. Entre uno y otro proceso, se produce un momento intermedio, en el que la respiración de ambos orificios está en equilibrio.

La importancia del prana y del atman en sofrología

El prana simboliza la fuerza, el soplo, la energía física, la fuerza vital que procede de lo más profundo de nuestro ser, y gracias al cual todos los seres pueden interactuar entre sí.

El *atman*, o el «yo» —la esencia íntima de cada cosa, comparable a lo que en Occidente llamamos *alma*— se halla en lo más profundo de todas las criaturas. Esta noción se relaciona con el universo, puesto que es idéntica a la realidad suprema, el *brahman* de la filosofía hinduista.

Las nociones de *prana* y *atman* resultan fundamentales en sofrología. El control de la respiración implica la optimización del flujo del *prana*, mientras que el *atman* permite la evolución de la conciencia. Son conceptos paralelos aunque complementarios, según se ve en la siguiente tabla.

PRANA	ATMAN
fuerza vital	alma
potencia	el yo
expresión	toma de conciencia
soplo vital	evolución
respiración	conocimiento
energía externa	elevación
Toma de conciencia de lo que nos rodea	

Resumiendo, podríamos concluir afirmando que, para alcanzar el absoluto, la iluminación y la serenidad, la India buscaba (y aún hoy busca) el retiro de la vida activa a través del control total de la mente. Occidente aspira al mismo objetivo mediante una actividad controlada y reflexiva.

La sofrología, por su parte, constituye un puente entre las dos tradiciones, la oriental y la occidental, a través de dos etapas fundamentales: la hipnosis y el psicoanálisis. Véase, a este respecto, el esquema recapitulativo de la página siguiente.

ESQUEMA RECAPITULATIVO: GÉNESIS DE LA SOFROLOGÍA*

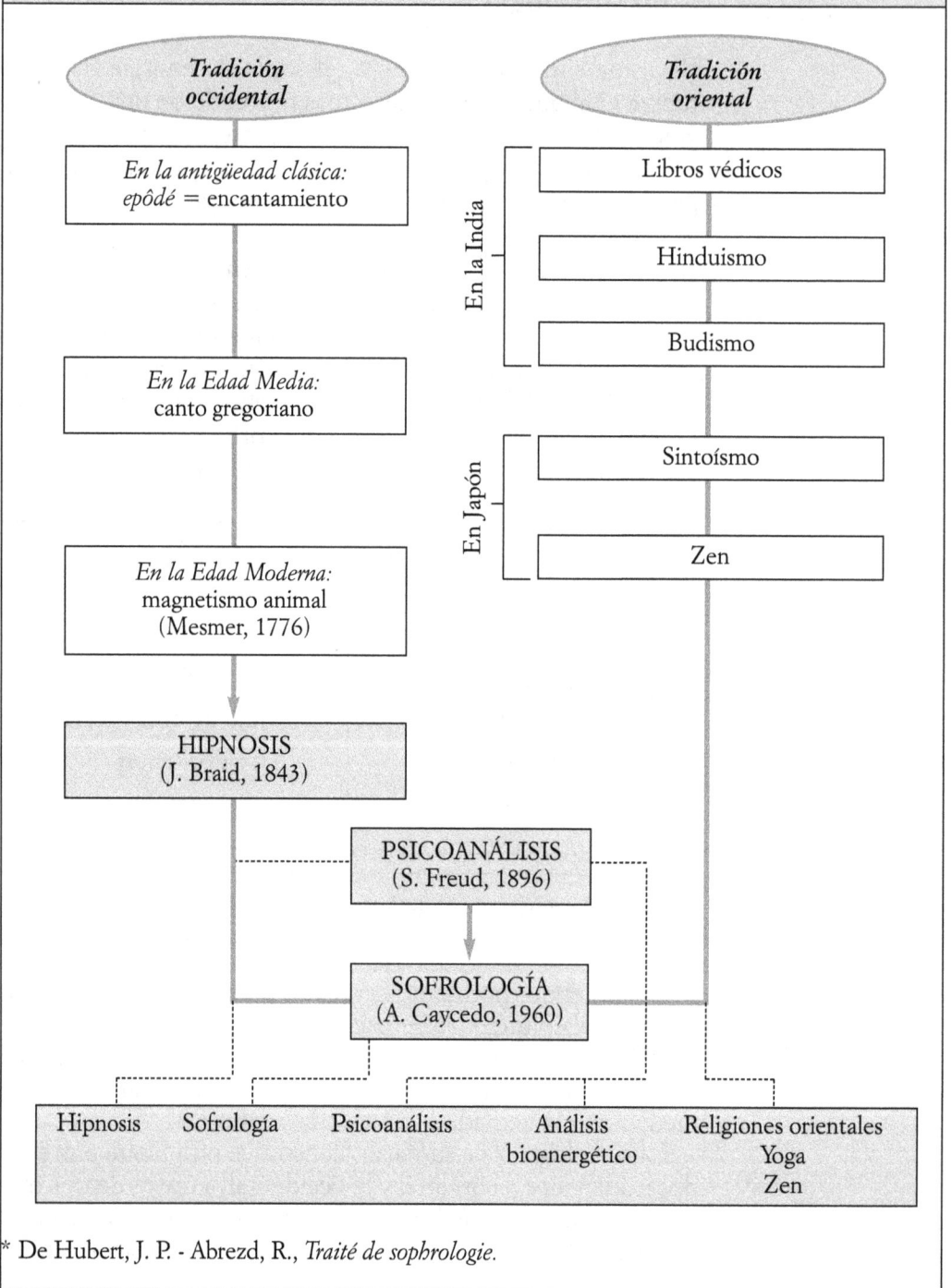

Tradición occidental		Tradición oriental	

Tradición occidental

En la antigüedad clásica:
epôdé = encantamiento

En la Edad Media:
canto gregoriano

En la Edad Moderna:
magnetismo animal
(Mesmer, 1776)

HIPNOSIS
(J. Braid, 1843)

PSICOANÁLISIS
(S. Freud, 1896)

SOFROLOGÍA
(A. Caycedo, 1960)

Tradición oriental

En la India:
- Libros védicos
- Hinduismo
- Budismo

En Japón:
- Sintoísmo
- Zen

| Hipnosis | Sofrología | Psicoanálisis | Análisis bioenergético | Religiones orientales Yoga Zen |

* De Hubert, J. P. - Abrezd, R., *Traité de sophrologie.*

32

Principios de sofrología

La sofrología se propone alcanzar el equilibrio de la persona poniendo en comunicación el cuerpo con la mente. Para ello, se ocupa de la entidad cuerpo-mente entendida como un conjunto indisoluble, con el propósito de aumentar todas las potencialidades. Desde este punto de vista, no es equivocado afirmar que la sofrología converge con el *holismo* (del griego, *hólos* = «todo», «entero»), la teoría biológica según la cual el organismo debe ser estudiado como una totalidad organizada y coherente.

Definiciones

Se puede afirmar que la sofrología es la ciencia de los estados de conciencia y de los niveles de vigilancia. Esta formulación se basa en dos definiciones «oficiales»: por un lado la de la Escuela Francesa y, por otro, la del profesor A. Caycedo.

Definición de la Escuela Francesa: La sofrología es la ciencia que estudia la conciencia humana, las modificaciones de su estado y las variaciones de los niveles de vigilancia, así como los medios adecuados para producir estas modificaciones.

Definición del profesor A. Caycedo: La sofrología es una ciencia nueva, o mejor dicho, una escuela científica que estudia la conciencia humana, sus modificaciones y todos aquellos medios físicos, químicos y psíquicos que pueden transformarla, con propósito terapéutico, profiláctico o pedagógico, y siempre dentro de un ámbito médico.

Resumiendo, la sofrología también puede definirse como la ciencia que armoniza el cuerpo y la mente con el objeto de alcanzar un mejor conocimiento de uno mismo y una adaptación correcta al medio ambiente y a los demás. Los principales objetivos de la sofrología se pueden exponer en los siguientes términos:

• valorización de la personalidad, autocontrol, armonización del cuerpo y de la mente;
• preparación para la práctica deportiva;
• prevención y curación de enfermedades psicosomáticas.

Principios de funcionamiento

Para conseguir el objetivo primordial de la sofrología (la «sofronización», es decir, el equilibrio saludable y su percepción consciente), el sofrólogo provoca en el paciente un estado de vigilia consciente, caracterizado por un ritmo cerebral alfa: se trata de un ritmo de actividad bioeléctrica (véase el apartado siguiente) que delata la consecución del estado de relajación física y psíquica. Los instrumentos de los que se sirve el sofrólogo son el *terpnós logos* (véase el capítulo «Los orígenes», pág. 11) y la visualización. La sofronización puede ser concebida también como un viaje cuyo punto de destino es la conciencia interior: un retorno al «yo» más auténtico.

Diferencias respecto a la hipnosis. La hipnosis, como hemos visto, corresponde a un estado anómalo del conocimiento, cercano al sueño y que mantiene numerosos puntos de contacto —en ocasiones— con el sonambulismo. Un individuo en estado hipnótico es pasivo, tanto física como mentalmente.

La sofrología requiere, por el contrario, la consecución de un estado de conciencia activa y, sobre todo, un estado de bienestar: el cerebro funciona al ritmo alfa, que corresponde a una relajación auténtica tanto a un nivel físico como mental.

El cerebro

Actividad bioeléctrica

Durante su actividad, el cerebro produce una serie de potenciales eléctricos que indican su forma de funcionamiento, en relación también con la emotividad y, en términos generales, con la personalidad de los individuos concretos. Esta actividad, que se manifiesta tanto en estado de vigilia como en el de sueño, puede registrarse y visualizarse mediante electroencefalogramas (EEG). Con tal fin, se coloca en la cabeza de la persona que se va a examinar un conjunto de electrodos conectados a un instrumento, el electroencefalógrafo, que procesa las señales eléctricas emitidas por las células cerebrales y luego las traduce en términos diagramáticos («trazados») sobre un rollo de papel pautado continuo. El análisis de los trazados electroencefalográficos permite detectar los ritmos fundamentales de la actividad cerebral, que reciben el nombre de las letras griegas alfa, beta, theta y delta.

La investigación sobre las ondas cerebrales fue iniciada por el psiquiatra alemán H. Berger, que en 1924 descubrió la producción de ondas cerebrales de tipo alfa. Las ondas alfa se manifiestan en un campo de frecuencias comprendido entre los 7 y los 12 ciclos por segundo (o ciclos/seg, o Hz), con una amplitud de unos 100 μV (microvoltios). Tuvieron que pasar casi diez años para que Berger descubriera las ondas beta, que se desarrollan en un campo de frecuencia comprendido entre los 12 y los 21 Hz, con una amplitud de 50-10 μV. Más tarde se descubrieron las ondas theta, de una frecuencia de entre 4 y 7 Hz, cuya amplitud es de unos 200 μV. Por último, se detectaron las ondas delta, de una frecuencia entre 0, 5 y 4 Hz y de una amplitud de unos 200 μV.

Para comprender el significado de la «frecuencia», véase en la figura de la página siguiente la representación de una onda periódica (es decir, una onda que se produce de manera inalterable a lo largo del tiempo): dado que, en el inter-

DETERMINACIÓN DE LA FRECUENCIA Y LA AMPLITUD DE UNA SEÑAL ELÉCTRICA

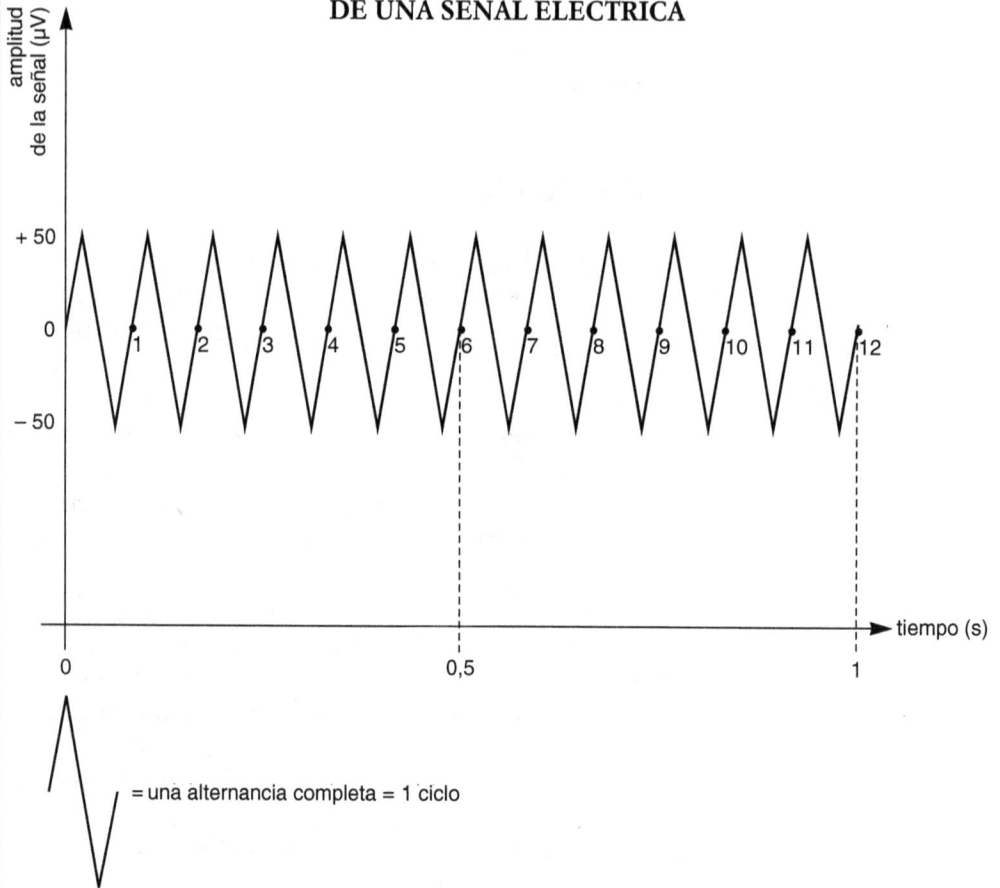

= una alternancia completa = 1 ciclo

en un segundo, se completan 12 alternancias completas:
por ello, la frecuencia de esta señal es de 12 ciclos/1 segundo = 12 ciclos/s = 12 Hz.

valo de un segundo, se manifiestan 12 ondas elementales (en nuestra representación simplificada, son ondas de forma triangular), la frecuencia en este caso es equivalente a 12 ciclos por segundo (12 Hz).

La amplitud de esta onda la proporciona la distancia vertical entre las «crestas» o picos (arriba) y los «valles» (abajo) de su desarrollo temporal.

Sin embargo, la actividad bioeléctrica del cerebro no se limita a la producción de las ondas alfa, beta, theta o delta: no olvidemos que una corriente eléctrica conlleva siempre un campo magnético, como demostró en sus trabajos teóricos y experimentales el físico y matemático francés André-Marie Ampère (1775-1836) y describió admirablemente en sus ecuaciones el físico y matemático escocés James Clark Maxwell (1831-1879).

La estructura fisiológica del cerebro es sumamente compleja, si bien podemos analizarla basándonos en criterios diversos. Por ejemplo, el cerebro se divide en varias áreas especializadas que desempeñan una función específica. Así, el área de Broca coordina la actividad física y psíquica relacionada con la fonación (la producción de los sonidos articulados) y el lenguaje en general.

Otra área del cerebro preside la escritura, otra la coordinación de los movimientos de las diversas partes del cuerpo, etc.

En estado de vigilia, la actividad eléctrica del cerebro se desarrolla en un intervalo de frecuencias de valor más bien modesto, como ya hemos visto; sin embargo, en las áreas concretas del cerebro se manifiesta una producción de potenciales bioeléctricos de una frecuencia superior o inferior a la media, en función de si se ven o no implicadas en la coordinación de una actividad en particular: andar, mirar, tocar, hablar, escuchar, reflexionar, escribir, dibujar, conducir, etc.

Importancia de las ondas alfa en sofrología

Cuando la mente se encuentra enfrascada en pensamientos de índole lógica o analítica, la mayor parte de la actividad eléctrica cerebral es de tipo beta.

En condiciones de reposo y en ausencia de cualquier clase de actividad física, cuando el umbral de receptividad sensorial desciende de manera notable (es decir, cuando, al igual que el resto del cuerpo, los sentidos deben ser sometidos a una mayor excitación para que se produzca una percepción real de los estímulos), el ritmo beta es mucho menos evidente en la producción del cerebro. Si, por otro lado, el pensamiento adopta una inclinación soñadora y el ánimo tiende a entregarse a la contemplación y la meditación, el ritmo de las ondas cerebrales es, con mucho, de tipo alfa. Véase en este sentido la tabla que figura al final del apartado, donde se indican las características físicas y psíquicas que corresponden a los distintos tipos de actividad eléctrica que se producen en el cerebro de manera espontánea.

A este respecto, hay que decir que las ondas cerebrales son, sin lugar a dudas, un signo del estado mental, pero también un factor activo cuyo radio de acción se extiende a todos los sistemas del aparato orgánico. Por esta razón, es perfectamente lógico intervenir, como ocurre en sofrología, sobre el estado de vigilia del individuo, estimulando —como hemos visto— la producción de ondas cerebrales dotadas de ritmo alfa. Es más fácil que el ritmo alfa se manifieste con los ojos cerrados: esta actitud excluye la estimulación externa de tipo visual y predispone a una sintonización con nuestra propia «conciencia interior».

Para que el lector comprenda qué significa hallarse en un estado mental presidido por ritmos alfa, puede evocar con la memoria aquellos episodios en los que le ha parecido estar «soñando con los ojos abiertos», momento en el que el contacto con el mundo exterior es fluctuante y las imágenes procedentes del entorno no se ven sometidas al proceso habitual de interpretación, característica del estado de vigilia. Cuando se producen tales situaciones, se diría que los ojos funcionan «al revés» y se concentran, ya no en imágenes reales y auténticas, sino en las que produce la propia mente, auténticas «ficciones».

Recurriendo a ciertas técnicas de sugestión (y, en algunos casos, también de autosugestión), se puede provocar la manifestación del ritmo cerebral alfa, sin dejar de desempeñar una actividad física presidida por el ritmo beta (por tanto, en condiciones de vigilia y, por añadidura, de «vigilia lúcida»). El conocimiento del cerebro y de su funcionamiento, así como la utilización de métodos específicos —como los de la propia sofrología—, permiten orientar el estado mental y psicofísico del individuo en las condiciones más ventajosas.

Es cierto que, en otras épocas, prácticas semejantes recibían la etiqueta de mágicas: ello se debe al hecho, fácilmente explicable, de que se calificaba con tal nombre a todo cuanto no podía recibir una explicación «científica». Respecto a la normalidad, no es raro que a menudo se confunda lo normal con lo habitual. Para saber si un método nuevo, como es el caso del sofrológico, oculta algo «anormal», no hay más que ponerlo en práctica y considerar sus resultados. En el peor de los casos, se podría dar que cierto resultado concreto no llegara, en apariencia, a consumarse. Sin embargo, en condiciones normales podremos experimentar los múltiples beneficios del método sofrológico, ello sin contar con que la propia calidad de los resultados mejora progresivamente con el tiempo.

La sofrología no implica ningún riesgo para quien se adentra en ella: como máximo, el peligro derivado del miedo ante lo desconocido, miedo irracional aunque en ocasiones se disfrace con una parafernalia de argumentaciones, en apariencia, lógicas. Por último, no hay que olvidar que si, por miedo, decidimos no hacer nada, en cualquier caso no hemos dejado de tomar una decisión: no hacer nada, justamente.

ACTIVIDAD BIOELÉCTRICA DEL CEREBRO		
Ondas cerebrales	*Características*	*Representación gráfica*
Ondas alfa	Frecuencia: • 7-12 Hz Actividad cerebral: • ni lenta ni rápida Características psicofísicas asociadas: • somnolencia o duermevela • estado de concentración • estado meditativo • ojos cerrados • sentidos adormilados • relajación corporal • tranquilidad de ánimo Procesos mentales asociados: • intuitivo • creativo	

Ondas cerebrales	Características	Representación gráfica
Ondas beta	Frecuencia: • 12-21 Hz Actividad cerebral: • rápida e intensa Características psicofísicas asociadas: • estado de vigilia • ojos abiertos • estado de tensión • sentidos bien despiertos Procesos mentales asociados: • lógico • racional	
Ondas theta	Frecuencia: • 4-7 Hz Actividad cerebral: • lenta Características psicofísicas asociadas: • ojos cerrados • sueño • sentidos adormilados • insensibilidad al dolor • ausencia de conciencia	
Ondas delta	Frecuencia: • 0,5-4 Hz Actividad cerebral: • sumamente lenta Características psicofísicas asociadas: • ojos cerrados • sueño profundo • sentidos adormilados • ausencia total de conciencia	

La estructura de la conciencia

La conciencia está dotada de ciertas «características», de índole tanto universal como individual.

Las primeras se hallan, indistintamente, en todos los seres humanos y permiten la comunicación y la comprensión del mundo, de acuerdo con el ciclo vigilia-sueño.

Las segundas atañen a la persona concreta, convirtiéndola en una entidad única e irrepetible. Por ello se poseen diversos niveles de conciencia o, más simplemente, distintos modos de conocer el mundo objetivo.

El objetivo de la sofrología es conseguir pasar de la conciencia del objeto (una especie de «dato inmediato de la conciencia») a la conciencia del sujeto (el Yo) de manera progresiva. Esta evolución se produce a partir de la toma de conciencia del cuerpo en cuanto elemento del Cosmos.

Así, podemos distinguir varios niveles o planos de conciencia:

• la conciencia del objeto, que se refiere a todo aquello que es exterior al individuo;
• la conciencia del cuerpo; se establece una distinción entre la materia del cuerpo en sí y la materia del entorno en que el cuerpo está inmerso;
• la conciencia del Yo.

Hay tres estados cualitativos de la conciencia:

• estado patológico;
• estado corriente u ordinario;
• estado sofrónico.

Asimismo, hay tres niveles de la conciencia (o niveles de vigilancia):

• la vigilia (distinguiendo entre vigilia propiamente dicha y «vigilia lúcida»);
• el sueño;
• el nivel sofroliminal.

Según el pensamiento de Caycedo, de estas premisas se puede deducir que hay tres opciones existenciales:

• permanecer toda la vida en una conciencia ordinaria;

• retroceder hasta la conciencia patológica, ya sea de forma transitoria, ya definitiva;

• progresar hacia la conciencia sofrónica, con el propósito de mantenerse en ella de manera permanente.

Los niveles de vigilancia de la conciencia

• Vigilia «lúcida»: corresponde al estado de concentración, momento en que la mente capta mejor el significado de las acciones. Gracias a un grado de atención particularmente lúcido, la acción del hombre cobra una densidad casi tangible; el pensamiento se vuelve discursivo y el razonamiento, apremiante.

• Vigilia normal (con un nivel de atención fluctuante): nos dejamos llevar, pero conservando siempre una capacidad de prestar atención a las cosas y a la asociación de las ideas.

• Nivel sofroliminal: los estímulos del mundo exterior se perciben de una forma atenuada, viviendo en una atmósfera de ensueño; el pensamiento se hace vago.

• Sueño: se pierde casi por completo la facultad de reconocer los estímulos del mundo exterior.

• Coma: pérdida de toda receptividad sensorial, sueño profundo.

• Muerte: pérdida total de la sensibilidad sensorial, ausencia de cualquier tipo de función vital.

Los estados de conciencia

Como hemos visto, hay tres niveles de conciencia:

• *Conciencia ordinaria:* conciencia normal, no patológica.

• *Conciencia patológica:* la conciencia ha experimentado una modificación, en ocasiones una auténtica deriva, provocada por diversas alteraciones (neurosis, psicosis, etc.).

• *Conciencia sofrónica:* es un estado de conciencia que se puede experimentar durante el proceso de sofronización, en el que se alcanza el nivel sofroliminal; sin embargo, ejercitándola, se puede asociar con los niveles superiores de vigilia y de vigilia lúcida.

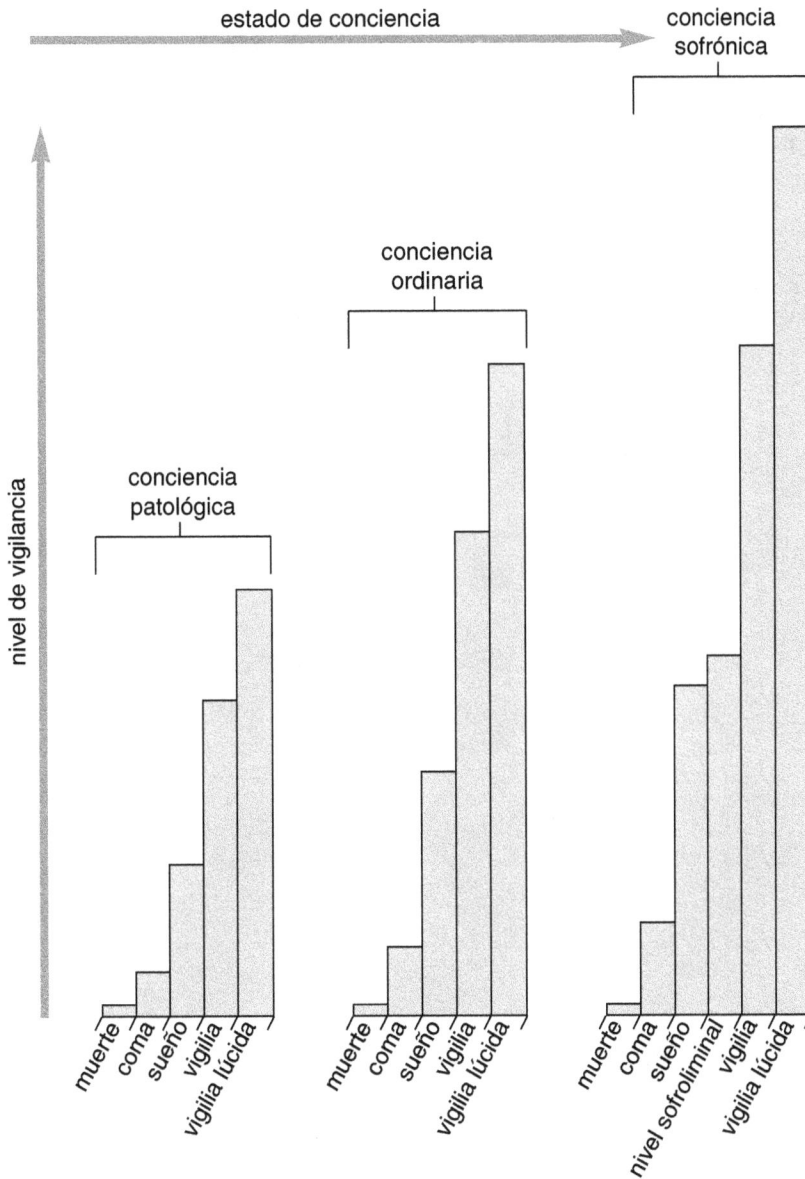

ESQUEMA SOFROLÓGICO DE LA CONCIENCIA HUMANA

estado de conciencia

conciencia sofrónica

nivel de vigilancia

conciencia ordinaria

conciencia patológica

muerte · coma · sueño · vigilia · vigilia lúcida

muerte · coma · sueño · vigilia · vigilia lúcida

muerte · coma · sueño · nivel sofroliminal · vigilia · vigilia lúcida

Obsérvense en la figura de la página anterior las diversas combinaciones, cualitativas y cuantitativas, de los niveles de vigilancia, desde el más bajo (nivel de vigilancia cero, que corresponde a la muerte) al más alto (nivel de vigilancia «lúcida»). Observando con atención los gráficos de la figura, puede deducirse que los niveles de vigilancia no son absolutos, sino que dependen del estado de conciencia. Por otro lado, quien ha experimentado un episodio de sofronización dispone de un nivel de vigilancia adicional.

La intervención del sofrólogo

El sofrólogo incide sobre el equilibrio mental y psíquico: trata de restablecer las interacciones entre cuerpo y mente, sin olvidar que no existe una mente sana sin un cuerpo sano, como reza un conocido refrán latino *(Mens sana in corpore sano)*. No hay que esperar a caer enfermos para acudir a la consulta de un sofrólogo. El deseo de alcanzar un mayor nivel de bienestar constituye razón suficiente para hacerlo. La sofrología nos ayuda a conocer nuestro propio cuerpo y a aceptarnos a nosotros mismos; reduce la tensión y la fatiga, aumenta la capacidad de concentración y de memorización, y potencia la facultad de percepción mediante los cinco sentidos. Por otro lado, constituye una respuesta al estrés y al agotamiento, de los que suelen derivarse problemas de insomnio, dolores, asma, angustia, nerviosismo, anorexia, bulimia, etcétera.

Los síntomas del malestar

• *Angustia* significa «corazón o ánimo oprimido»; se trata de un estado intermedio entre el dolor y el miedo.

• El *miedo* es un estado de conciencia sumamente desagradable. Puede ser más o menos latente, aunque en cualquier caso procede del entorno, de la propia cultura (miedo a la muerte, miedo a no estar a la altura de las circunstancias, etc.). El miedo puede provocar tres reacciones distintas: huida, ataque o surgimiento de complejos (es decir, formación de un conjunto de representaciones inconscientes que influyen en la vida afectiva y el comportamiento).

• El *dolor* es una sensación desagradable dotada de un significado muy preciso: nos induce a cambiar la dirección de nuestra vida.

• El *estrés* puede atacar a nuestro sistema nervioso y al hipotálamo. Estos ataques, si son repetidos, minan peligrosamente la resistencia de la persona y la vuelven vulnerable. El estrés comporta un sistema de disfunciones de los órganos glandulares: hipófisis, tiroides, glándulas suprarrenales y gónadas.

• El *insomnio* es el signo de una falta de equilibrio. No se trata de una enfermedad, sino de una voz de alarma, una especie de advertencia que nos invita a regresar al camino recto y a corregir nuestras condiciones de vida. No olvidemos que uno puede abstenerse de comer, pero no de dormir.

• *Otros síntomas* son la tensión nerviosa, la agresividad, el cansancio, la depresión, etc.

En el curso de la vida, se atraviesa por ciclos alternos de ánimo; una persona se puede sentir en peligro durante un tiempo y regresar después a la normalidad. Sin embargo, si no se cuenta con recursos suficientes puede darse que, en lugar de volver a la normalidad, se produzca un colapso de las energías. La sofrología nos ayuda a superar estos estados de tensión y de agotamiento, orientándonos hacia un bienestar de una índole superior. En la sofrología nos permitimos el lujo de hacer una pausa para descubrir nuestro cuerpo, nuestros sentidos, la mente y su estado de conciencia.

Áreas de aplicación de la sofrología

Optimización de la respiración

Al igual que ocurre en la técnica de autodisciplina del yoga, también en sofrología se hace referencia al concepto de prana, insistiendo en la necesidad de incidir, al mismo

RESPUESTA PSICOFÍSICA A LOS AGENTES DEL ESTRÉS

Evolución de la respuesta   *Síntomas y efectos*

| Agente de estrés | emoción, enfermedad, *shock*, intoxicación, frío, etc. |

↓

| Lesión localizada | dolor, malestar |

↓

| Reacción de alarma | movilización de las defensas para permitir que el organismo se adapte a la agresión |

↓

| Fase de resistencia | desarrollo de los fenómenos de adaptación, formación de los anticuerpos, etc. |

↓

| Estado de extenuación | si el agente de estrés supera la capacidad de defensa cesa la adaptación y se cae en la extenuación |

↓

| Colapso |

tiempo, en el ámbito físico y psíquico. La toma de conciencia del mecanismo de la respiración y su regulación consciente implican una mejora en los siguientes niveles:

• oxigenación de las células;
• energía corporal;
• equilibrio nervioso y humoral;
• concentración psíquica.

La respiración resulta de utilidad para evitar la formación de bloqueos energéticos que obstruyan la «apertura al mundo».

Potenciación de las facultades naturales

El hombre posee una serie de facultades congénitas, presentes desde el momento de nacer, como:

- intelecto, es decir, intuición, racionalidad;
- voluntad: de esta facultad surge el anhelo de libertad y la capacidad de concentración;
- energía: es la capacidad de llevar una idea a la práctica.

Potenciando sus facultades naturales, el sofronizado experimentará una mejoría notable en los siguientes ámbitos:

- estudios, lectura, trabajo, etc. (ámbito del intelecto);
- capacidad decisional (ámbito de la voluntad);
- creatividad, salud y resistencia a los esfuerzos físicos y mentales.

Potenciación del rendimiento deportivo

La sofrología favorece la expansión de las potencialidades del deportista, tanto a nivel físico como psíquico. En concreto, las técnicas de la sofrología proporcionan una mayor capacidad de incisión a los gestos del deportista, coordinan la disposición corporal, afinan las percepciones, hacen más penetrante la intuición, propician la concentración, favorecen la contracción y distensión muscular, mejoran la recuperación energética y aumentan el rendimiento de las transformaciones energéticas y la resistencia al esfuerzo. Las técnicas sofrónicas son de gran ayuda en la mentalización previa al combate, neutralizan el estrés, bloquean la aparición de estados de ánimo negativos durante la competición como el miedo a la derrota, el temor al pánico, etc. Por ejemplo, antes de una regata, tanto el patrón como la tripulación del velero pueden someterse a un entrenamiento sofrónico que les ayude a visualizar el recorrido, «sentir» el barco, desarrollar la intuición para establecer una estrategia de acción y la coordinación de las propias acciones, así como para recuperar las energías físicas, teniendo la posibilidad de dormir lo menos posible.

Potenciación de la productividad

Las técnicas sofrónicas permiten conferir cohesión y dinamismo a un grupo de trabajo, proporcionando a cada miembro del mismo la posibilidad de afirmarse y el deseo de participar. En concreto, se obtienen las siguientes ventajas, proyectables tanto en el interior del grupo como hacia el exterior:

• aumento del rendimiento;
• incremento de la eficiencia;
• mejora en la rapidez decisional;
• mayor confianza en uno mismo.

En este caso, como es obvio, las técnicas sofrónicas contribuyen a disminuir el estrés.

Mejora de la capacidad de estudio

Las técnicas sofrónicas favorecen la concentración, la memoria (tanto visual como auditiva) y, sobre todo, neutralizan las tensiones que se manifiestan antes, durante y después de los exámenes.

Preparación al parto

Las técnicas sofrónicas, gracias a la importancia que se atribuye a la práctica de una respiración consciente, contribuyen eficazmente a preparar a la gestante para el parto. Permiten proyectar y visualizar la vuelta a casa tras el alumbramiento y ayudan a controlar la depresión puerperal. Por último, favorecen el diálogo entre la madre y el bebé.

La relación entre el sofrólogo y el sofronizado

La relación entre el sujeto que cura (el sofrólogo) y el sujeto curado (el sofronizado) es de gran importancia: instaurando una relación correcta y sólida, se evitará la sorpresa de ver reaparecer, tras la desaparición de los primeros síntomas, otros nuevos no menos preocupantes. La relación entre el sofrólogo y el sofronizado empieza con la anámnesis inicial: una toma de contacto con el paciente para orientar el tratamiento y determinar los objetivos que se quieren alcanzar. Resulta de enorme interés que entre el sofrólogo y el sofronizado se establezca un entendimiento como condición previa para la relación de transferencia. Una sesión de sofrología sin transferencia es impensable. El concepto de «entendimiento» (o, empleando la noción propuesta por el doctor Caycedo, «alianza») entre el terapeuta y el paciente es el equivalente en sofrología al concepto de transferencia del psicoanálisis freudiano. La alianza es un contrato que vincula al paciente a emprender un viaje hacia un destino predeterminado, establecido de común acuerdo con el sofrólogo.

Los límites de la sofrología

La relación terapéutica con el sofrólogo es difícil, cuando no imposible, si el sujeto sufre psicosis, o en casos de histeria.

Diferencia entre neurosis y psicosis. Para aclarar cuanto precede, debemos precisar que la neurosis es una afección mental, la manifestación consciente de un conflicto presente en el subconsciente. Quien padece una neurosis es consciente de su estado y desea librarse de él. Existen varias clases de neurosis: neurosis de abandono, caracteriales, por fracaso, fóbicas, etc. La psicosis, por el contrario, constituye una turbación grave de la personalidad: quien la padece raramente es consciente de su estado.

En la psicosis, la percepción, la comprensión y el comportamiento afectivo y social pueden verse gravemente alterados. La esquizofrenia, por ejemplo, es una psicosis que puede manifestarse de cuatro formas distintas:

- *forma ebefrénica:* trastornos del habla;
- *forma catatónica delirante:* autismo;
- *forma paranoide:* condición de «muerto viviente»;
- *desdoblamiento de la personalidad.*

Métodos de relajación y técnicas de conciencia

Métodos de relajación

Relajación dinámica

Este método forma parte de la sofrología. La palabra *relajación* procede del latín *relaxatio*, que significa «distensión», «aflojamiento» y «reposo». El adjetivo *dinámico* evoca la acción que puede emprenderse una vez se ha consolidado la relajación básica. La relajación dinámica sofrónica trata de alcanzar niveles de hipervigilancia gracias a la distensión muscular absoluta, la cual puede conseguirse de modo natural y progresivo.

En otras palabras, se trata de pasar de un nivel de vigilia lúcida a un nivel sofroliminal (véase el apartado «Los niveles de vigilancia de la conciencia» del capítulo titulado «Principios de sofrología», pág. 33).

De esta manera, nos adentraremos en territorios insospechados de nuestra conciencia, descubriendo que esta carece de límites.

Hay cuatro grados de relajación dinámica.

Primer grado. En el primer grado de la relajación dinámica se alcanza la *conciencia del cuerpo*, mediante la concentración y la respiración; a continuación, se experimenta un desbloqueo mental gracias a la conciencia de nuestro propio esquema corporal en relación con el entorno.

Se accede al primer grado de relajación dinámica mediante la práctica del gesto *Nauli* (véase pág. 88). Este ejercicio, que forma parte de las técnicas del yoga, activa los órganos abdominales, poniendo de relieve toda la zona perineal (parte inferior de la pelvis). De este modo, aprenderemos a aceptar «nuestras vergüenzas», como a veces se les llama. La respiración no se produce ya a nivel de los pulmones, sino justo en el bajo vientre, centro de la vida y, en la mujer, centro de fecundación. La energía empieza entonces a propagarse desde el vientre —donde se halla el centro de gravedad de nuestro cuerpo—, hacia las zonas periféricas del cuerpo, hacia arriba (la cabeza) y hacia abajo (el ano).

Segundo grado. El segundo grado de relajación dinámica puede alcanzarse pasando por el primero, y se define en relación al *Vipasyand*, o autoexamen, del budismo. Se corresponde con un *estado contemplativo* que nos proporciona la plena conciencia de nuestra ubicación en el espacio y en el tiempo (conciencia «envolvente»). En una segunda fase, se incide sobre los sentidos y se produce el surgimiento de una progresiva aceptación de nosotros mismos.

En este segundo grado, aprenderemos a controlarnos mejor: el propio cuerpo es percibido como un objeto, que se observa desde el exterior.

Tercer grado. Para alcanzar el tercer grado de relajación dinámica debemos recurrir a prácticas zen, así como a otras técnicas occidentales de meditación orientadas a la ampliación progresiva del horizonte de la conciencia (meditación).

Este tercer grado corresponde a un *estado meditativo*. Tras concentrar la respiración en el bajo vientre, trataremos de adoptar una posición cómoda y estática en la que penetraremos lentamente en un ambiente de silencio. Este nivel se puede alcanzar también andando, a condición de gozar de una gran tranquilidad. El tercer grado sólo puede conseguirse en un marco de silencio absoluto y prolongado; sea como fuere, no puede abordarse si no se han alcanzado previamente los dos grados anteriores, y es conveniente proceder con cautela.

Cuarto grado o «reinicio». Tras la meditación alcanzada mediante el tercer grado de relajación, se plantea entonces el problema de regresar sin traumas a la vida habitual sin echar a perder todas las ventajas del viaje ideal realizado. Este regreso (o *reinicio*, como se denomina técnicamente) implica una reapropiación:

- del momento presente;
- de lo experimentado;
- de la percepción;
- de la toma de conciencia;
- de la corporalidad.

En el cuarto nivel de relajación, tomamos conciencia de las cosas positivas que conocemos y de las personas positivas que amamos. Nuestro sentimiento se ensancha, somatizamos todo lo positivo, movilizamos nuestras estructuras positivas inmediatas. En este punto, nuestro cuerpo se siente invadido por sensaciones positivas. Amamos la totalidad de nuestro cuerpo. Nos esforzamos en vivir, con todo el cuerpo, con todas nuestras potencialidades, con independencia del momento en que nos hallemos. Los objetos amados estimulan nuestros sentimientos positivos. Nos disponemos a vivir en el cuerpo las sensaciones positivas como si, gracias a la respiración y con los ojos entrecerrados, pudiésemos percibir los sentimientos positivos respecto a las actividades que llevaremos a cabo en un futuro próximo, de acuerdo con los principios de la sofrología (actividades deportivas, aspectos de la vida cotidiana, etc.).

Imaginaremos que conquistamos las cosas apurando la posición de sólido equilibrio en la que nos hallamos, así como de la fuerza vital que hay en nuestro interior: nuestra existencia será positiva. Abrimos lentamente los ojos. Miramos las cosas apaciblemente y observamos nuestro entorno con una conciencia nueva.

Estiramos los miembros. La vida continúa.

Training autógeno

El *training* autógeno puede incorporarse con buenos resultados en la práctica sofrónica. Las técnicas de *training* autógeno se deben al psiquiatra alemán Johannes Heinrich Schultz quien, entre 1908 y 1912, elaboró su sistema a partir de ciertas intuiciones sobre la pesadez y el calor, en relación tanto a la hipnosis como a ciertos aspectos de las técnicas del yoga.

El *training* autógeno se basa en el examen de las sensaciones y de las percepciones, combinado con una serie de ejercicios de autosugestión corporal. Se articula en dos ciclos.

Ciclo inferior (relajación). Este primer ciclo pretende sedar los conflictos interiores e incluye seis ejercicios:

• sensación de pesadez («me siento pesado, muy pesado»);
• sensación de calor («tengo el brazo caliente»);
• control del corazón («mis latidos son tranquilos»);
• control de la respiración («respiro lenta y profundamente»);
• sensación de calor abdominal («tengo el vientre y el plexo solar calientes»);
• sensación fugaz de frescor en la frente («tengo la frente fresca»).

En la práctica sofrónica, se suele combinar la sofrología básica con los ejercicios del ciclo inferior desde la primera visita del paciente: de este modo, se evalúan sus reacciones y bloqueos energéticos.

Ciclo superior. En el segundo ciclo, se abordan los aspectos fundamentales de la existencia del paciente. En este nivel, la práctica del *training* autógeno linda con la del trabajo analítico clásico (o freudiano). Este ciclo únicamente puede ser practicado bajo el control de un médico experimentado en la técnica psicoanalítica.

Relajación gradual

El método de relajación gradual, establecido por E. Jacobson, es de índole neurofisiológica y se propone percibir las tensiones musculares residuales, advirtiendo las diferencias entre músculos relajados y músculos en tensión.

A este respecto, escribe E. Jacobson:

«Por regla general, las emociones activas los músculos del esqueleto conocidos como músculos voluntarios (es decir, que funcionan a voluntad), intervienen en la contracción de los tejidos estriados (los músculos estriados se hallan en las inmediaciones de las partes del esqueleto destinadas al movimiento). La relajación progresiva y metódica atenúa y elimina el estado de tensión nerviosa, disminuye la actividad mental y mitiga la intensidad de las emociones.

La relajación se ha revelado eficaz como método de psicoterapia para el tratamiento de estados emocionales crónicos y tensiones nerviosas, así como contra las enfermedades psicosomáticas. Hay razones para creer que una aplicación prudente de las técnicas de relajación en escuelas y en hospitales permite atenuar el desgaste del organismo humano y aumentar su eficiencia[2]».

De acuerdo con el método Jacobson, la relajación se produce de manera gradual y puede ser general o selectiva. En este último caso, se puede levantar lentamente un brazo y luego bajarlo, tomando conciencia del recorrido que describe, así como del movimiento y las sensaciones que provoca.

El método Vittoz

El doctor Roger Vittoz (1863-1925), especialista en medicina psicosomática y contemporáneo de Freud, elaboró una psicoterapia personal para el desarrollo de la receptividad y de la concentración que se basaba en una combinación de técnicas corporales y verbales.

• Receptividad: significa apertura al mundo exterior, a los mensajes que los sentidos transmiten de manera continua al resto del cuerpo, así como a la mente.

2. E. Jacobson, *Biologie des émotions*, París, 1974.

• Concentración: se orienta a la consecución del bienestar en la vida cotidiana, con el fin de poder afrontar problemas imprevistos de envergadura. El paciente se ve ayudado a vivir el presente de una forma no dramática, liberándose de sus angustias.

• Para ello, se recurre a la repetición de palabras y de conceptos de significado positivo: «existo, y puedo modificar las cosas»; «me siento bien, es más, estoy perfectamente»…

La relajación propuesta por Vittoz es de índole psicosensorial y suele practicarse en posición tanto sentada como tumbada.

Yoga

Ya hemos hecho referencia anteriormente al yoga desde una perspectiva histórica.

A continuación, lo analizaremos en su vertiente técnica, a la luz de la doctrina sofrónica, cuyo desarrollo debe mucho a esta ancestral técnica de autodisciplina.

El *yogui* (practicante de yoga) atraviesa por diversos estados de control de la respiración, alcanzando un nivel de concentración que le permitirá dirigir el flujo nervioso (prana) hacia un órgano corporal determinado.

El yoga prescribe:

Ante todo, el discípulo deberá combatir la distracción inspirando y espirando lentamente. La espiración se debe producir expulsando lenta y completamente el aire de los pulmones, seguida por una amplia respiración con la boca cerrada.

Esta regulación voluntaria de la respiración, consistente en inspiración, pausa, espiración y pausa, nos proporcionará la calma, el autocontrol y la concentración mental indispensable para alcanzar el dominio absoluto del pensamiento.

Esta técnica permite, por tanto, reducir la inestabilidad de la mente y la ansiedad de las personas que se ven sometidas a un estado de tensión nerviosa.

Sólo se puede alcanzar una concentración perfecta cuando se haya reflexionado sobre la importancia de los siguientes elementos:

- perseverancia;
- ejercicios;
- posturas;
- detención de la respiración;
- atención y concentración;
- meditación;
- reflexión;
- contemplación.

Controlando voluntariamente la respiración, el hombre logra liberarse del sufrimiento y vivir en armonía completa. Las enfermedades y trastornos pueden disminuir o ser vencidos a través de la respiración.

Afirma Krishna:

«El auténtico autocontrol se adquiere regulando el latido cardiaco, el soplo vital y todos los sentidos. Yo me manifiesto en el calor vital de toda criatura que respira [...]. La respiración es doble: interna y externa, espiritual y corporal. De hecho, mantengo toda la creación gracias a la respiración. Quienes intenten unir la respiración externa o corporal y la interna o espiritual, inspirando con recogimiento el espíritu y espirándolo con amor, tratando de conservar la mente pura de pensamientos que puedan mancharla, infundirán fuerza y potencia a su auténtico pensamiento».

Las técnicas sofrónicas se inspiran en la constatación de los efectos beneficiosos del yoga (y, sobre todo, del *Yoga Nidhra*).

Consiguientemente, se ha adaptado el yoga a la mentalidad occidental, teniendo presente que la cultura oriental es muy distinta a la nuestra.

En cualquier caso, la respiración yóguica es de gran ayuda para las personas nerviosas, inestables, ansiosas, agresivas, alcoholizadas, asténicas, tímidas, bulímicas, acomplejadas, etc., pues les permite relajarse y alcanzar el bienestar.

Purificación

Para la purificación se recurre al método *Néti-Krya*, de origen indio (*Krya* significa «acción», en sánscrito). El *Néti-Krya* es, asimismo, una técnica de iniciación practicada en los *ashram* de los *yogui* del Himalaya.

Esta purificación consiste en el lavado de la nariz con una solución acuosa a temperatura corporal, utilizando un pequeño recipiente con un pitorro, llamado *kafa*. Suele emplearse una solución fisiológica, o incluso de sal gruesa, o bien puede llenarse el recipiente directamente con agua de mar. Esta solución recuerda al líquido amniótico y al ambiente marino (el «caldo primordial») en el que tuvo origen la vida. Se introduce el líquido por un orificio nasal y se le hace salir por el otro, inclinando la cabeza a un lado para favorecer el paso del agua. Se expulsa el líquido residual soplando por la nariz con fuerza.

El ejercicio, que debe repetirse varias veces, mejorará la respiración y estimulará el nervio trigémino; como consecuencia, se cobra una mayor concentración mental, una lucidez superior y el acceso a un nivel más alto de conciencia.

Como es obvio, únicamente se puede conseguir este resultado tras un entrenamiento repetido (en un primer momento, este ejercicio puede resultar desagradable, y provocar una sensación de quemazón). El *Néti-Krya* es un ejercicio preparatorio que, por sí mismo, no es ni terapéutico ni preventivo.

Cómo recuperar
la conciencia

El conocimiento es el núcleo
espiritual de la nueva personalidad
que halla su plena pujanza
cuando el cuerpo y la mente
viven en mutua armonía
y por fin brota la dicha
de vivir.

MARCEL PIERRE GAY

Técnicas de recuperación

Las técnicas de recuperación se basan en la sugestión, de acuerdo con un procedimiento denominado *de activación sofrónica positiva*. A diferencia de las técnicas de revelación (véase más adelante, en este mismo capítulo, en el apartado «Técnicas de revelación»), las de recuperación no requieren una indagación profundizada o un análisis del paciente. El punto de partida lo proporcionará la evidencia de los síntomas, por lo que no será necesario investigar las causas.

Las técnicas de recuperación se dividen en:

- técnicas de sofronización básicas;
- sofroaceptación progresiva;
- sofrocorrección sensorial;
- sofrosustitución sensorial.

La recuperación de la conciencia se dirige tanto a personas afectadas por un malestar concreto como a aquellas que buscan un método para «recargarse» y relajarse: en un primer momento, mediante sesiones asistidas por un sofrólogo y, luego, por su propia cuenta. Estas técnicas forman, en conjunto, tanto un apoyo para abordar los problemas cotidianos como una garantía de bienestar y un incentivo personal. Resultan eficaces en la gestión de los problemas con los que el individuo se relaciona consigo mismo y con los demás, el trabajo, en el deporte, etc.

Sofronización básica

La sofronización básica es el resultado de un adiestramiento que permite superar el nivel sofroliminal, experimentando la llamada *activación intrasofrónica*.

Así, Caycedo define la sofronización:

«Mediante el *terpnós logos*[3], el paciente empieza a relajar los músculos del cuello y la nuca, lo que favorece la circulación cerebral. A continuación, se relajan los músculos de brazos, vientre, tórax y las extremidades inferiores, mientras uno va adentrándose poco a poco en el sueño.

»La sofronización, por lo tanto, es un proceso de ejercitación en la relajación física y mental, obtenido mediante la modificación del tono muscular y los niveles de conciencia; un proceso que desemboca en la modificación de los niveles de la conciencia humana con objeto de obtener la manifestación de estados especiales, conocidos como estados sofrónicos.

»Este proceso puede ser heterodirigido o autógeno».

Una vez alcanzada la relajación física y mental, el proceso de sofronización se activa de acuerdo con los objetivos que se pretenden lograr.

La sofronización puede ser dinámica o estática.

Veamos seguidamente en qué consiste cada uno de estos estados de sofronización.

---

3. Véase el capítulo «Los orígenes», en la página 11. La Escuela Francesa tiende, sin embargo, a conceder menor importancia al concepto de *terpnós logos*, privilegiando la sintonización del paciente con un ritmo natural que comporta una relajación de las tensiones musculares e intelectuales.

• En la sofronización dinámica, el paciente ha sido sometido preventivamente a una relajación dinámica, y puede realizar movimientos: por ejemplo, puede cerrar los ojos o mantenerlos abiertos.

• Si la sofronización es de tipo estático, el paciente debe permanecer inmóvil y con los ojos cerrados; en este caso, los ejercicios ya no son físicos, sino mentales.

Sofronización. Para alcanzar el nivel sofroliminal, se empieza con el *terpnós logos* (para que resulte efectivo y sugestivo, el ritmo de la palabra debe ser regular) y se termina recurriendo a técnicas hipnóticas. Sin embargo, la sofronización no debe confundirse con la hipnosis clásica, puesto que no requiere la creación de una atmósfera esotérica.

• Relajación de los músculos (intervención sobre el cuerpo).

• Esta relajación física provoca la relajación mental y, consiguientemente, una modificación de los niveles de conciencia.

• Esta relajación mental desemboca en la consecución del nivel sofroliminal (o zona X de activación intrasofrónica): llegados a este punto, pueden activarse el aprendizaje y la sugestión terapéutica y pedagógica.

• Mentalización para salir de la zona X (desofronización).

EJEMPLO DE SOFRONIZACIÓN BÁSICA

• *Adoptar una postura cómoda.*
• *Cerrar los ojos para facilitar una concentración que no se vea perturbada: nos debemos aislar del mundo exterior para poder abrirnos a nuestro mundo interior.*
• *Relajar los músculos del rostro (frente, ojos, mejillas, boca), de los hombros, los brazos, los antebrazos, muñecas, manos y dedos.*
• *Relajar la nuca, el tórax y el vientre.*
• *Relajar piernas, muslos, tobillos y pies.*
• *El acceso a la zona X se traduce en: vibración de los párpados, deglución y relajación muscular.*
• *Desofronización: recuperación del tono muscular necesario para los gestos cotidianos.*

Desofronización. Durante la fase de desofronización (o «reinicio»), resulta decisivo evitar cualquier clase de rigidez: el cuerpo debe actuar por propia iniciativa, de modo natural (según prescribe el taoísmo), en los músculos que se van a activar. Por lo tanto, la contracción se producirá desde dentro y se verá determinada por la propia postura adoptada al principio del ejercicio. Durante la fase de reinicio, hay que:

• respirar profundamente;
• tensar los músculos del vientre y luego los del pecho;
• mover los dedos, apretar los puños y abrirlos luego: con este gesto, devolvemos el tono muscular a los brazos y a los hombros;
• mover los pies: esta tensión remodela las piernas y los músculos;
• estirarse, bostezar;
• abrir los ojos.

La duración de la sofronización básica puede oscilar entre cinco minutos y una hora, y resulta evidente que la parte más prolongada será la activación intrasofrónica.

Sofroaceptación positiva

Esta técnica se aplica tras la sofronización básica, es decir, después de haber alcanzado el nivel sofroliminal mediante una relajación física o mental.

A continuación, utilizando el *terpnós logos*, se invita al paciente a que realice un esfuerzo de proyección mental y se imagine a sí mismo en un lugar o situación agradable. Esta visión positiva deberá desarrollarse en un futuro próximo o lejano, y obedecer a una situación en la que la persona intervenga directamente, haciendo o profundizando en algo.

Este método suele emplearse en las sesiones preparatorias a las competiciones deportivas, exámenes o intervenciones quirúrgicas, así como para caracterizar positivamente una situación previa.

Las sesiones con el terapeuta pueden grabarse en una cinta magnetofónica para permitir un trabajo personal y reiterado por parte del paciente.

Sofrocorrección sensorial

La sofrocorrección sensorial es una técnica sofrónica para combatir los casos de fobia ansiógena: claustrofobia (miedo a los ambientes cerrados), agorafobia (miedo a los ambientes multitudinarios o bien, a los espacios abiertos), etc.

En un primer momento, la persona se ve arrastrada hasta el umbral del sueño mediante un proceso de sofronización simple; a continuación, se le invita a que imagine una situación en la que, en situaciones normales, se agravaría su fobia; por último, se le ayuda a utilizar su propia imaginación para invertir esta situación de angustia.

La sofrosustitución sensorial

Cuando se ha superado el nivel sofroliminal, es posible —en la fase de activación intrasofrónica— sustituir una sensación por otra: por ejemplo, el dolor será reemplazado por una sensación de calor. Esta técnica resulta particularmente eficaz en casos de anestesia o en el tratamiento de dolores locales. Por otro lado, se aplica en curas contra el tabaquismo, para combatir la cinetosis (mareos en ruta), etc. También en este caso, se sustituye una sensación desagradable por otra soportable.

En cualquier caso, con independencia del campo de aplicación de la técnica, el punto de partida consiste siempre en la sofronización básica: es decir, en primer lugar, se debe alcanzar el nivel sofroliminal para, a continuación, penetrar en la fase de activación intrasofrónica; por último, se suele pasar a la desofronización.

Técnicas de revelación

Se aplican las técnicas de revelación sofrónica (o de sofrología analítica) para poner de relieve la personalidad profunda del paciente y poder detectar así las causas del malestar, para que pueda conocerse a sí mismo y recuperar un estado de equilibrio compatible con sus exigencias.

Las técnicas de revelación se aplican en el tratamiento de los casos de angustia, hipertensión muscular, para curar ciertas manifestaciones cutáneas, para profundizar en el conocimiento del propio Yo, etc.

Las técnicas de revelación son:

- la sofroanámnesis;
- la sofroamnesia;
- el sofroonirismo;
- el sofroanálisis.

Las técnicas de revelación sofrónica actúan de dos maneras distintas:

- se remontan a las causas de la manifestación sintomática que se pretende combatir: para que el paciente pueda curarse, los síntomas no se reprimen, sino que se estudia su significado;
- favorecen, en la fase de activación intrasofrónica, la recomposición del inconsciente del paciente (organización personal, gestión de las pulsiones, de los deseos, etc.).

La sofroanámnesis

Esta técnica se aplica para retroceder en el tiempo, con la colaboración del paciente, en busca del origen del trastorno. La sofroanámnesis[4] se aplica tras una fase de recogida de informaciones básicas (anámnesis) y una sofronización básica.

El paciente debe evocar los episodios significativos de su vida, proyectándolos sobre sendas pantallas ideales, una clara y otra oscura, en función de si las imágenes que percibe emotivamente le resultan positivas o negativas. Asimismo, el paciente puede establecer con el terapeuta un signo convencional (por ejemplo, levantar el dedo índice), para denotar cierta emoción intensa, una situación conflictiva o un bloqueo psicológico. En la sofroanámnesis, el paciente no se encuentra en estado de sueño, ni siquiera está amodorrado, sino que desempeña un papel activo en la sesión sofrónica (reflexión y autoanálisis).

La sofromnesia

La sofromnesia constituye una técnica de revelación para activar, durante la sofronización, ciertos mecanismos específicos de la memoria.

Retrocediendo en el tiempo, el paciente se detiene en ciertas épocas, fechas, emociones, imágenes y situaciones que pueden resultarle especialmente significativas. De esta forma, identifica lúcidamente y con una memoria certera, los aspectos de su vida pretérita que se hallan en el origen de su trastorno y se libera de él con ayuda del terapeuta. Hay que tener en cuenta que, durante la fase sofrónica, se alcanza una lucidez mental y una acuidad perceptiva que resulta inaccesible en condiciones de conciencia normales.

Escribe A. Caycedo:

«Con el nombre de fenómenos sofromnésicos aludimos a ciertas modificaciones de la memoria que pueden presentarse durante la sofronización, como es el caso de la hipermnesia sofrónica. En sofrología, esta palabra reemplaza los términos que remiten a la regresión de la memoria utilizados por otras escuelas».

4. Es decir, «anámnesis sofrónica». *Anámnesis* procede del griego *anámnêsis*, que significa «reminiscencia».

El sofroonirismo

Esta técnica de revelación surge de la combinación de la técnica de reinicio del sueño con los ojos abiertos con la técnica de sugestión.

Mediante una sofronización básica, se induce al paciente a soñar sobre un tema predeterminado, o elegido por el propio paciente. A continuación, el paciente le manifiesta al terapeuta su grado de aceptación o de repulsión frente a la situación soñada. Así, se sientan las bases de discusión para la sesión de sofronización posterior.

El sofroanálisis

Esta técnica de revelación halla su aplicación en la mejora del conocimiento del Yo profundo, o con fines estrictamente terapéuticos, y constituye la bisagra entre las técnicas de recuperación analizadas en este capítulo y las técnicas de revelación. Al tratamiento analítico tradicional freudiano, así como al lacaniano, se le añade en tal tendencia un programa de sesiones con aplicación de la técnica de sofronización básica.

EFECTOS DE LAS TÉCNICAS SOFRÓNICAS DE RECUPERACIÓN Y DE REVELACIÓN

- *Hipotonía muscular.*
- *Aumento de la temperatura cutánea.*
- *Disminución de la tensión arterial.*
- *Modificaciones cardiacas y vasculares.*
- *Normalización de la respiración.*
- *Sensación de distensión y eliminación de las tensiones.*
- *Activación de las funciones neurovegetativas.*
- *Aportes energéticos.*

PRÁCTICAS
Y EJERCICIOS

ADVERTENCIA

En este capítulo invitamos al lector a llevar a la práctica diecisiete ejercicios: pueden realizarse tanto de pie como sentados o tumbados —la elección es libre— ya sea en casa, en la oficina, en la playa, e incluso en el autobús o en el metro.

Es aconsejable empezar tumbado o sentado; ante todo, no hay que olvidar aflojarse todo aquello que pudiera oprimir (el cinturón, la corbata, etc.). Asimismo, es preferible quitarse los zapatos.

Antes de empezar cada uno de los ejercicios propuestos, se debe leer atentamente cómo se ejecuta, si es necesario, en voz alta y varias veces para memorizarlo.

De ser ello posible, se pedirá no ser molestado, como mínimo, durante las primeras sesiones.

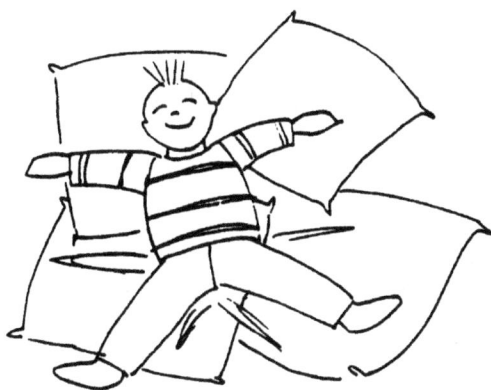

Este ejercicio dura unos veinte minutos y permite relajarse y recuperar el tono muscular.

• Túmbese cómodamente, sobre la cama o un sillón; es preferible cerrar los ojos (bajar la luz, rehuir los sitios demasiado ruidosos y quitar almohadas y cojines).

• Déjese ir sin oponer resistencia; convénzase de que este momento de distensión le pertenece por completo y tome conciencia de ello.

• Aplane la frente, como si la tuviese lisa; relaje los ojos, las mejillas y las mandíbulas.

• Deje «caer» los hombros y relájelos; haga lo mismo con brazos y manos.

• A continuación, relaje el vientre y la caja torácica, sintiendo la sensación de respirar mejor.

• Ahora, «suelte» piernas y pies.

• Para intensificar la distensión, evoque mentalmente una imagen que le resulte agradable y relajante —por ejemplo, un paisaje natural—, o bien no piense en nada.

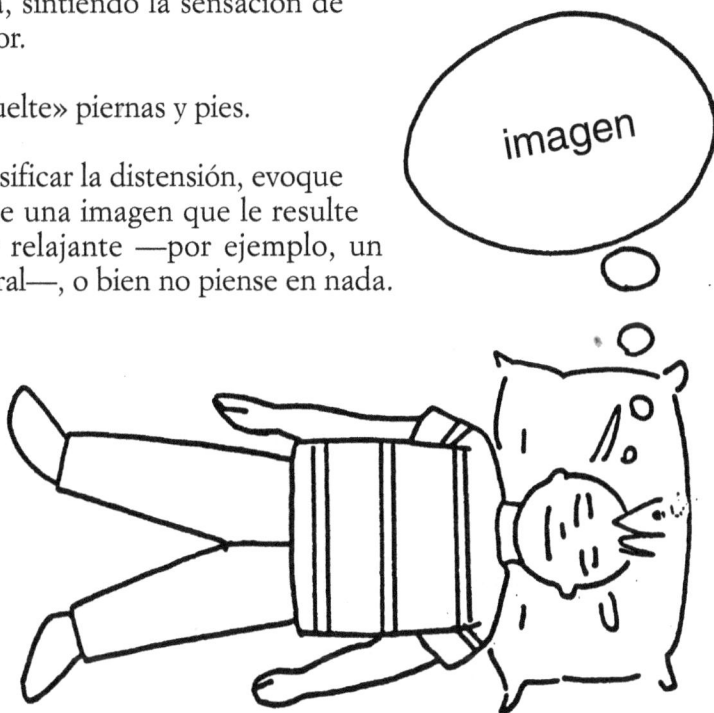

Reinicio

• Deje que la imagen desaparezca, recuperando la conciencia de su entorno.

• Inspire una primera vez lentamente por la nariz, y espire por la boca muy lentamente (no le importe hacer ruido al respirar).

• Repita.

• Cumpla el ciclo completo una tercera vez.

• Recupere la respiración normal.

• Mueva manos y dedos.

• Desperécese y bostece.

• Abra los ojos.

Todos estos movimientos se deben realizar suavemente.

• Espere unos instantes antes de incorporarse: el cuerpo, relajado, necesita recuperar el tono.

RESPIRACIÓN TONIFICANTE

Este ejercicio permite recuperar el tono tras una jornada agotadora.

• Túmbese cómodamente, con los ojos abiertos o cerrados, sobre la cama o en un sillón.

• Relaje todo el cuerpo, déjese ir, «suéltese».

• Apoye ambas manos sobre el diafragma.

• Inspire lentamente por la nariz y, luego, espire por la nariz, suavemente pero con vigor.

• Con las manos podrá percibir el ritmo de la respiración. Debe inspirar hinchando el vientre y espirar contrayéndolo.

• Repita esta tabla diez veces. Aumente o disminuya el número de repeticiones según sus percepciones, sin atolondrarse.

Reinicio

• Recupere la respiración habitual.

• Desperécese.

• Bostece.

• Levántese lentamente, sin prisa.

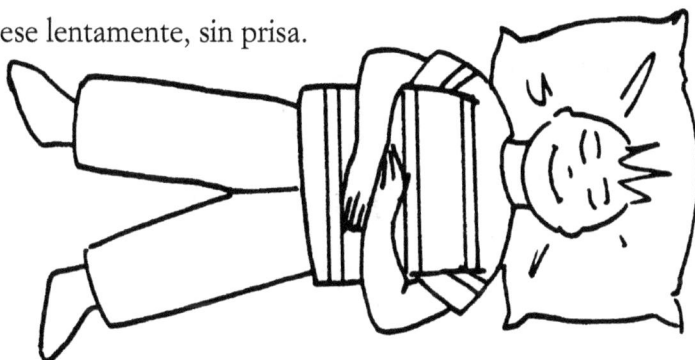

• De pie, con las piernas un poco separadas, adopte una postura cómoda que requiera una mínima contracción muscular.

• Relaje los músculos del cuerpo: rostro, cuello, hombros, cabeza.

• Deje caer los brazos y las manos.

• Relaje el vientre: la cintura, el tórax y los músculos dorsales.

• Relaje las piernas, manteniendo tensos únicamente los músculos de los tobillos (área plantar y del talón de Aquiles), las pantorrillas y los músculos.

• Evoque con la mente una imagen agradable, o no piense en nada: deje que su mente se relaje.

Reinicio

• Tome conciencia de lo que le rodea.

• Respire profundamente una vez.

• Respire profundamente una segunda vez.

• Una tercera.

• Ahora, respire con normalidad.

• Mueva las manos y los dedos de los pies.

• Desperécese, bostece y abra los ojos.

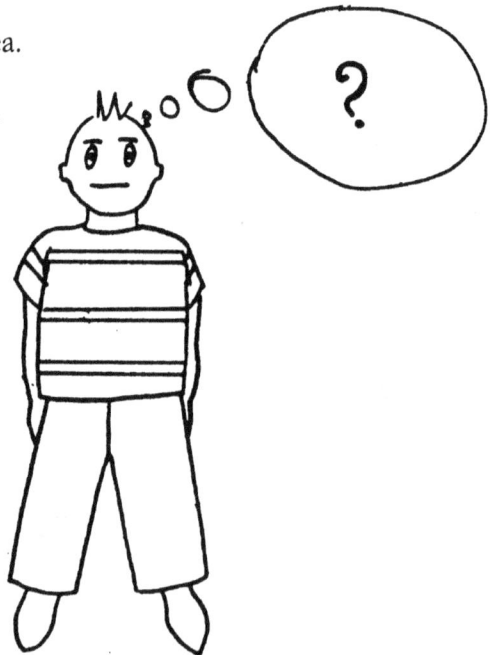

• Colóquese de pie, muy estable, con las piernas un poco separadas, en postura de reposo y en actitud receptiva.

• Relaje el cuerpo y cierre los ojos, si así lo prefiere.

• Incline la cabeza suavemente de arriba a abajo, como si afirmara, diez veces seguidas. Inspire cuando la cabeza esté arriba y espire al bajarla.

• A continuación, sacuda lentamente a derecha e izquierda la cabeza como si negara. Inspire y espire suavemente, lentamente, una de cada dos veces. Adopte el ritmo que le resulte más agradable.

Reinicio

• Respire normalmente.

• A continuación, bostece y abra los ojos.

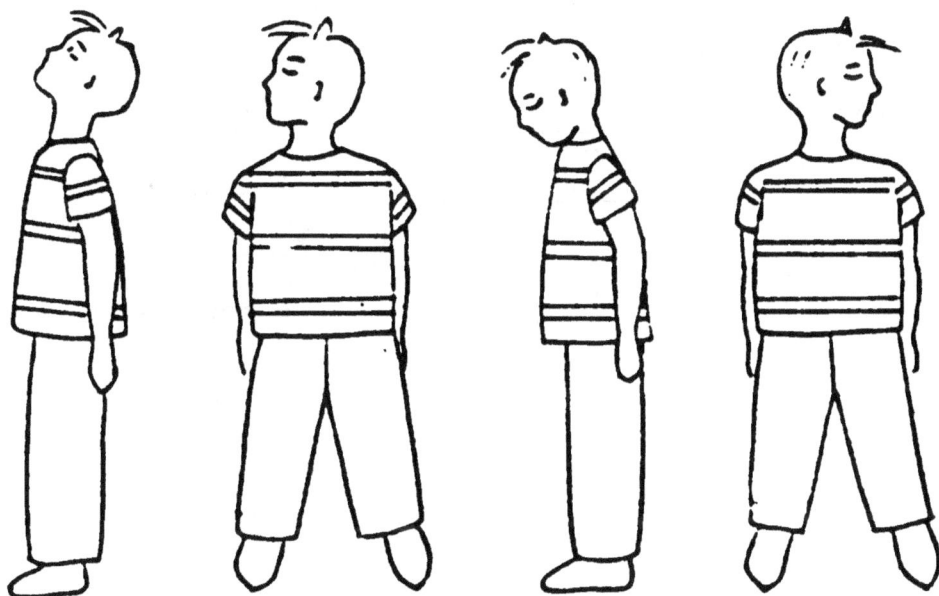

• Póngase de pie, con las piernas un poco separadas, hasta adoptar una posición estable y cómoda.

• Al principio, es preferible mantener los ojos cerrados, durante el breve intervalo de relajación del cuerpo.

• Relaje los músculos del rostro, el cuello, los hombros, los brazos, el vientre y las piernas (adoptando una postura en la que se sienta a nuestras anchas).

• A continuación, conteniendo la respiración, levante y baje rápidamente los hombros diez veces consecutivas.

• Espire por la boca, poco a poco, y con fuerza, llevando el busto hacia delante.

• Repita el ejercicio varias veces. De esta manera, aprenderá a percibir lo que le resulte más adecuado.

Reinicio

• Como en el ejercicio anterior.

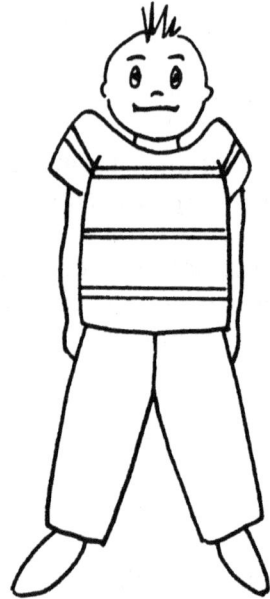

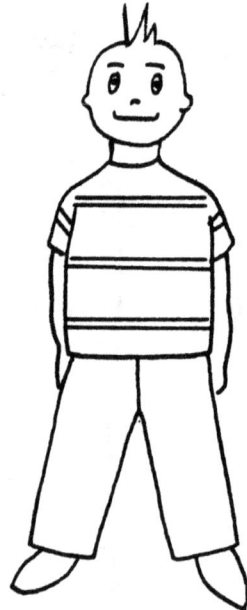

Este ejercicio estimula la mente y se practica para obtener la relajación diná-mica del primer grado (véase el capítulo «Métodos de relajación y técnicas de conciencia», pág. 51). Se propone estimular la mente.

• De pie, con las piernas un poco separadas, adopte una postura que sea có-moda y estable.

• Cierre los ojos.

• Relaje el cuerpo, empezando por el rostro y continuando por los hombros, los brazos, el tórax, el vientre y las piernas, sin abandonar la postura inicial.

• Inspire por la boca, levantando los brazos por encima de la cabeza. Junte los dedos y las palmas por encima del rostro, y baje lentamente las manos jun-tas hasta taparse los orificios nasales (retención de aire).

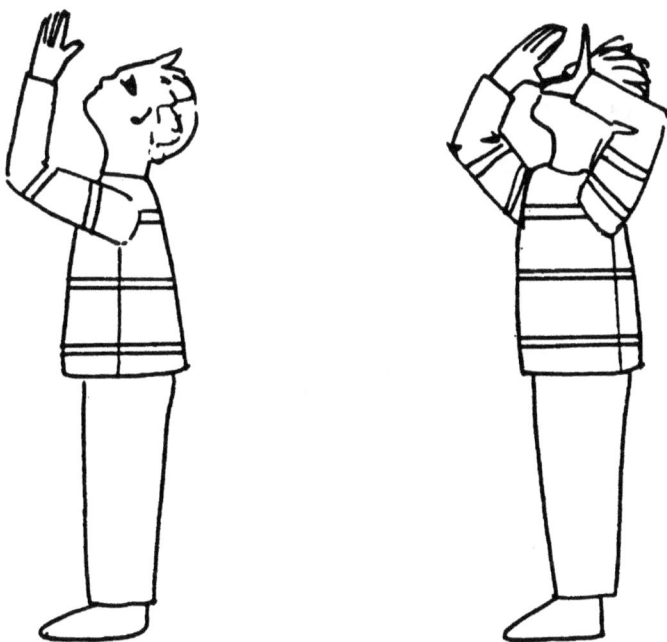

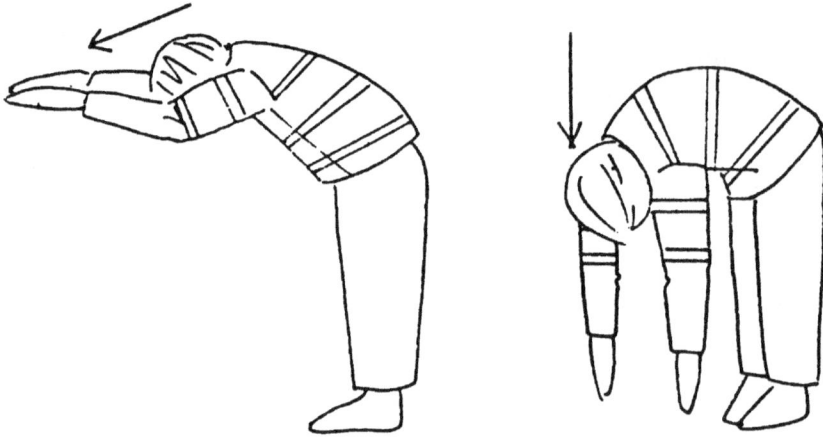

• A continuación, espire llevando las manos hacia delante con rapidez y fuerza, extendiendo, al mismo tiempo, el tórax en la misma dirección; en ese momento, deje caer las manos como si de un peso muerto se tratase.

• Repita el ejercicio una segunda vez.

• Repítalo una tercera vez.

• Recupere lentamente la posición erguida en la que se encontraba al principio del ejercicio.

• Adopte de nuevo la postura de equilibrio estable; debe esforzarse en percibir su estabilidad.

Reinicio

• Respire normalmente.

• Luego, desperécese, bostece y abra los ojos (si los tenía cerrados).

Este ejercicio se practica para alcanzar una relajación dinámica del primer grado (véase el capítulo «Métodos de relajación y técnicas de conciencia», en la pág. 51). Le permitirá relajarse tras realizar un esfuerzo intelectual, activando la zona del entrecejo, que tiende a contraerse durante los esfuerzos intelectuales.

• De pie, con las piernas levemente separadas, afirme bien los pies en el suelo.

• Relájese y cálmese interiormente, para estar disponible y muy receptivo al ejercicio.

• Levante los pulgares a la altura de los ojos, con el brazo estirado, y concentre la mirada en un punto lejano; luego, aproxime lentamente el pulgar hasta un punto imaginario situado en el entrecejo, sin apartar la mirada del punto lejano anterior. Se producirá, entonces, un desdoblamiento de imágenes, como si el pulgar excitase la región frontal.

• El ejercicio se puede repetir siempre que se desee; tres veces es el número adecuado.

• Preste atención a sus percepciones después de cada ejercicio.

Reinicio

• Respire, desperécese y muévase siempre con tranquilidad.

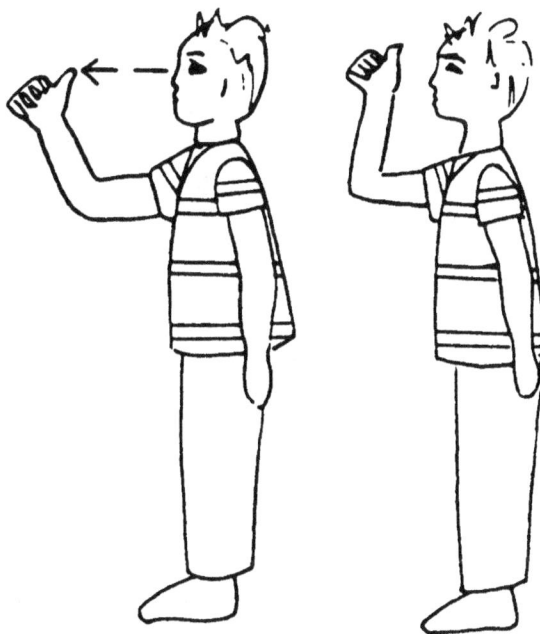

Este ejercicio se realiza justo antes de sentarse o de tumbarse en la cama.

• Dé saltitos sobre un mismo punto diez veces, conteniendo la respiración tras inspirar, es decir, reteniendo el aire en los pulmones.

• Inspire y salte sobre el mismo punto, con el cuerpo relajado y suelto, como si fuese una marioneta de hilos.

• Espire, dejando de saltar.

• A continuación, siéntese o relájese sobre la cama o en un sillón.

• Cierre los ojos y relájese.

• Preste atención a los signos que le transmite su cuerpo, que se ha activado: después de la relajación de las piernas, la tensión disminuye y la circulación sanguínea se ralentiza. Esfuércese en percibir sus mínimos detalles.

• Ensimísmese profundamente. Una imagen agradable le proporcionará la distensión física y mental necesaria.

Reinicio

• Respire profundamente una vez.

• Una segunda...

• Y una tercera.

• Mueva manos y pies.

• Desperécese, bostece y abra los ojos.

• Incorpórese muy suavemente, sin prisa.

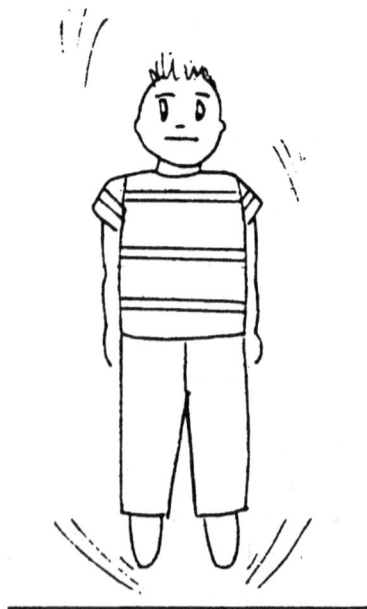

• Póngase de pie, con las piernas un poco separadas, para percibir el *grounding*, el enraizamiento en el suelo. Manténgase concentrado y a la expectativa.

• Tome conciencia de las piernas, la pelvis y el punto energético *hara*.

• Respire normal y regularmente.

Nota

• El *grounding* es un ejercicio bioenergético desarrollado por Lowen y por Pierrakos, dos discípulos de W. Reich. Se trata de incorporarse de pie, con las piernas separadas, sintiendo el peso de la gravitación terrestre como si las extremidades inferiores se hundieran en el suelo, atraídas hacia el centro de la Tierra. En el enraizamiento se produce un intercambio energético entre el cuerpo y el campo telúrico (el campo de energía creado por la Tierra).

• *Hara* (en japonés, «vientre») es un punto de energía abdominal situado unos dos dedos por encima del ombligo, hacia dentro. Representa, en las artes marciales niponas, el punto de partida del ataque y el lugar del que emana la energía.

Este ejercicio es complementario con el anterior.

• Túmbese cómodamente sobre la cama o un sofá, con los ojos cerrados.

• Relájese por completo: el rostro, el cuello, la nuca y los hombros. Distienda también la espalda, el tórax y el vientre. Concéntrese en las sensaciones que vayan invadiéndole. A continuación, relaje muslos, rodillas, piernas, tobillos y pies.

• Entréguese a una imagen agradable, o no piense en nada, para alcanzar un estado intermedio entre la vigilia y el sueño (nivel sofroliminal).

• Ahora, trate de activar la sensación de pesadez. Concéntrese en los puntos de su cuerpo que se hallen en contacto con la cama (o con el sofá): cabeza, hombros, codos, clavícula, pelvis, piernas y pies.

• Esfuércese en sentir la pesadez del cuerpo. Tenga los miembros pesados. Practique experimentando la pesadez en las distintas partes de todo el cuerpo.

• Note cómo su cuerpo se va volviendo cada vez más pesado, y dése cuenta de que se debe a la atracción de la Tierra.

Reinicio

• Respire una vez profundamente.

• Respire una segunda...

• Y luego, una tercera vez.

• Mueva las manos, los pies, gire la cabeza, desperécese, bostece, no abra los ojos hasta que no se haya recuperado, momento en el cual se levantará suavemente.

Este ejercicio, muy sencillo, se puede realizar en cualquier lugar. Su duración oscila entre unos cinco y veinte minutos.

• Siéntese cómodamente en una butaca o en una silla.

• Cierre los ojos, déjese ir, tome conciencia del peso de nuestro cuerpo sobre la butaca o la silla, así como del peso de nuestros pies sobre el suelo.

• Sienta los puntos de apoyo, por ejemplo, la espalda contra el respaldo.

• Relajado, afloje los músculos del rostro, la cabeza, el cuello y los hombros, dejando caer los brazos.

• Respire normalmente, sin esfuerzo: relaje el tórax, el vientre y las piernas.

• A continuación, dispóngase a visualizar una imagen muy agradable o a no pensar en nada durante unos minutos.

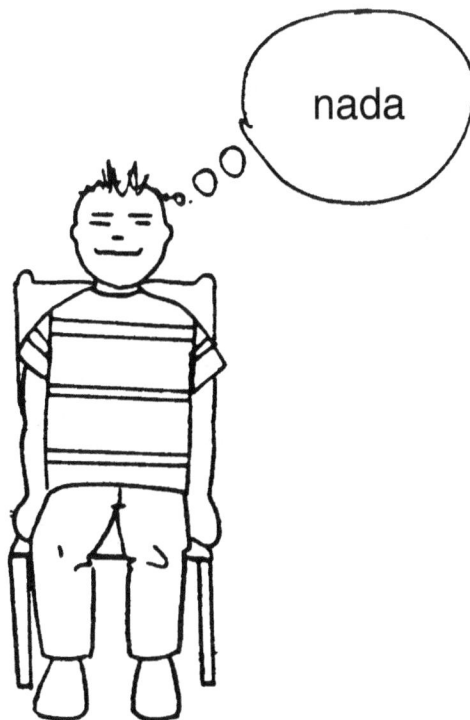

Reinicio

• Respire muy profundamente una vez.

• Una segunda.

• Una tercera.

• Mueva los dedos de los pies y de las manos.

• Desperécese bien, bostece y abra los ojos.

• Incorpórese lentamente.

Este ejercicio, cuya duración máxima es de diez minutos, sirve para desarrollar la capacidad de autosugestión.

• Siéntese o túmbese cómodamente sobre una cama o un sofá.

• Relaje el cuerpo.

• Concentre el calor del cuerpo en una mano, percibiendo esta sensación agradable de calor.

• Imagine que el calor se convierte en frescor, que le parecerá igual de agradable.

• Piense que una ráfaga de viento le acaricia la mano y, a continuación, una corriente de aire fresco. El enfriamiento será gradual.

• Sienta en la mano una sensación agradable de frescor. Si, por el contrario, le resulta desagradable, no insista y abandone el ejercicio.

• A continuación, deje que la mano recupere su temperatura inicial.

Reinicio

• Inspire y espire varias veces, desperécese, bostece y recupere lentamente la actividad.

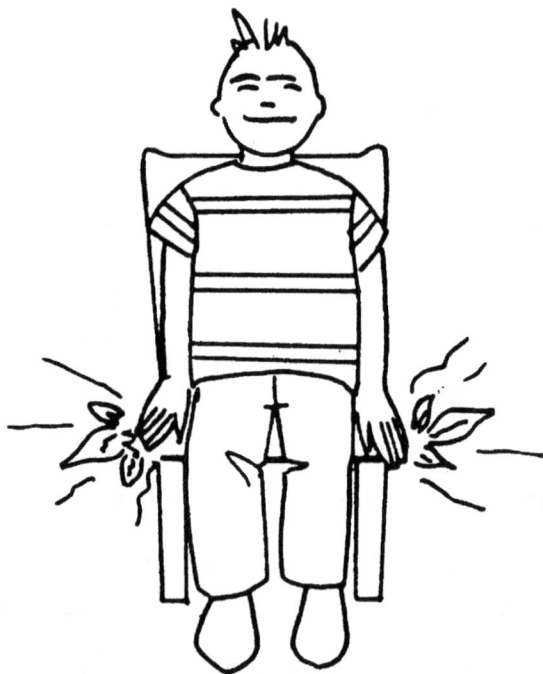

Este ejercicio, extraído de la relajación dinámica, permite liberar las tensiones interiores y recuperar el buen humor.

• Póngase de pie, con las piernas un tanto separadas.

• Relájese progresivamente, aflojando los músculos del cuerpo y las rigideces de la mente.

• Luego, concéntrese mentalmente en el ejercicio que va a realizar. Lleve el antebrazo derecho hacia el hombro, mientras inspira profundamente (tensión). Hay que contener el aliento con los músculos (retención). Así, imagine que hemos cargado de energía su brazo.

• Al espirar, estire el brazo hacia delante, con el puño cerrado. Esta proyección (o *kárate*) puede combinarse, en el momento de la expulsión del aire, con un grito liberador.

• Este gesto puede repetirse al menos tres veces, primero con el brazo derecho, luego con el izquierdo y más tarde con los dos. Podremos descargar así nuestras tensiones, todo lo «desagradable» que nos rodea.

Reinicio

• Recuperación de la calma. Respire, desperécese, bostece y abra los ojos, si los tenía cerrados.

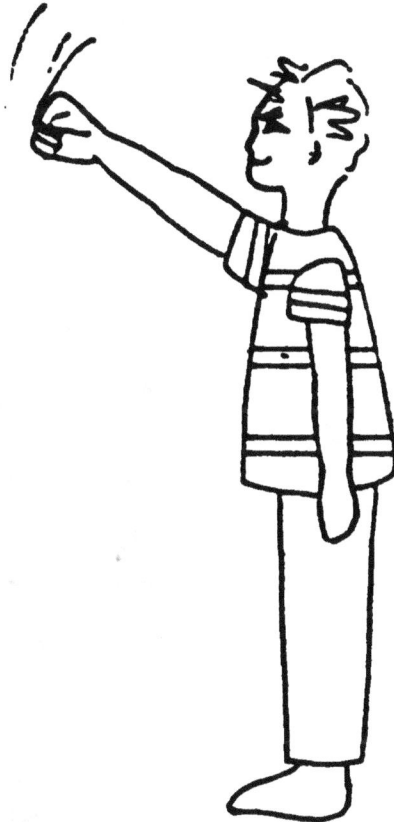

• Adopte una postura cómoda, ya sea sentado o de pie, con los ojos cerrados.

• Relájese y trate de percibir el aire que entra y sale por la nariz. Esfuércese en percibir su temperatura. Inspire los olores que llegan hasta usted, identificando su origen (si esto le resulta imposible, realice el segundo ejercicio).

• Imagine que está en un lugar agradable de su elección: perciba los olores que le rodean y aspírelos con alborozo. Por ejemplo, imagine que deambula por un jardín lleno de flores, procurando percibir los distintos perfumes.

Reinicio

• Respire, desperécese y abra los ojos, si los tenía cerrados.

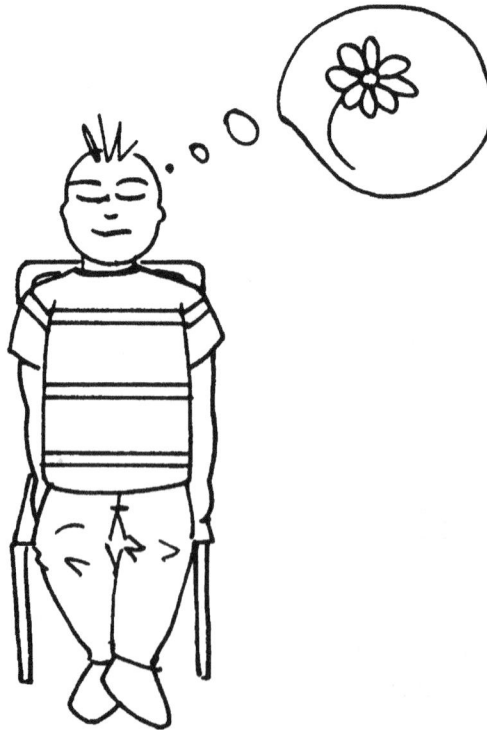

Variante n.º 1

• Adopte una postura cómoda, sentado o tumbado, con los ojos cerrados.

• Concéntrese en la boca, tomando conciencia de su interior: paladar, mejillas, dientes, lengua y saliva.

• Imagínese que degusta un plato que le agrada, de modo que las papilas le transmitan sus impresiones.

Variante n.º 2

• Intente que de su ser profundo emerja el recuerdo de un sabor olvidado.

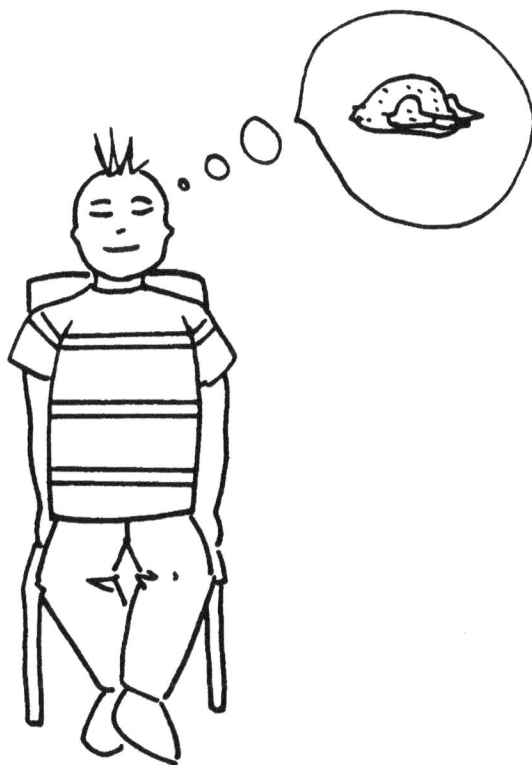

Variante n.º 1

• Póngase de pie, con las rodillas levemente dobladas y las manos apoyadas encima de ellas.

• Trate de adoptar un buen equilibrio.

• Inspire profundamente, y luego espire con fuerza contrayendo el vientre.

• Contenga la respiración con el vientre contraído antes de espirar, y realice un movimiento abdominal en la dirección que prefiera.

• Interrumpa y recupere la respiración.

• Permanezca en esta postura de equilibrio y repita el gesto dos veces seguidas.

Variante n.º 2

• En esta misma postura, practique un movimiento de aspiración continuado, para poner en movimiento las tensiones musculares abdominales.

El cuerpo se ve asaltado, en ocasiones, por pequeños «trastornos» de los que ni siquiera se es consciente o bien parecen irrelevantes; pero, a la larga, pueden convertirse en molestos y degenerar en una auténtica enfermedad:

• mala respiración;

• hombros demasiado contraídos o rígidos;

• postura sentada encogida;

• tensión en los músculos abdominales;

• tensiones en los músculos del cuello, etc.

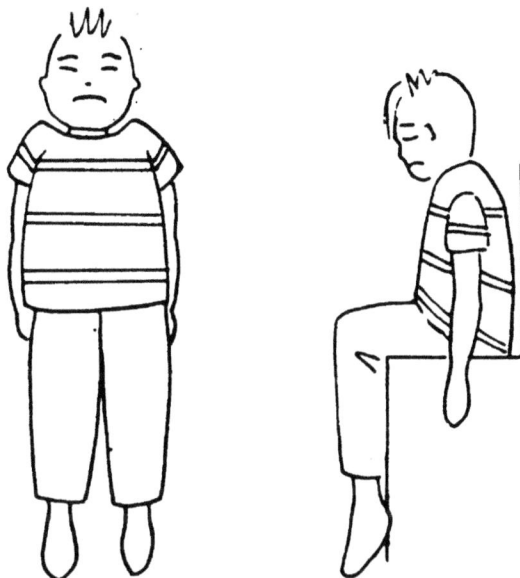

Estos «achaques» pueden desembocar en dolores, agotamiento, mala digestión, dolor de espalda, nerviosismo, etc.

Para eliminar, en su origen, estos pequeños trastornos, puede realizarse el siguiente ejercicio:

• Dispóngase a respirar profundamente ante una ventana abierta.

• Deje «caer» los hombros, emitiendo el aire con energía.

• Relaje el vientre.

• Siéntese en una silla con la espalda bien erguida.

• Mantenga los ojos inmóviles durante unos segundos (es una condición tonificante).

• Esfuércese durante unos instantes en no pensar absolutamente en nada.

• Piense en algo agradable, alegre o benéfico.

CONCLUSIONES

Sofrología y evolución espiritual

Nunca te asaltará un deseo
sin que te sea concedido
el poder de hacerlo realidad.
Pero puedes verte obligado a sufrir por ello.
RICHARD BACH

Antes que una estrategia para alcanzar la relajación o una mera técnica analítica, la sofrología es un método evolutivo que permite que el hombre consiga alzar el vuelo hacia horizontes ilimitados, de acuerdo con sus motivaciones personales y los fines que cada cual se proponga. El objetivo de la sofrología es la mejora progresiva a partir de la interpretación de los signos que nos transmite el cuerpo, los cuales son, en cierto modo, codificados por la historia, los pensamientos, los dolores, las emociones y las alegrías de todos y cada uno de nosotros.

Se trata de comprenderse, aceptarse, quererse a uno mismo para poder comprender, escuchar y amar a los demás. «Amarás al prójimo como a ti mismo»: sí, se trata de un mandamiento evangélico, pero también lo hallamos en Confucio.

Nada surge de la nada, todo está inventado desde la noche de los tiempos y se halla grabado en los más profundo del ser. Por ello, la sofrología se inspira en métodos y concepciones religiosas que se remontan a épocas muy lejanas: es terapéutica, en el sentido de que permite conquistar el bienestar, pero también es evolutiva, ya que permite pasar de un bienestar relativo al bienestar absoluto. En cuanto reflexión profunda y espiritualista, permite pasar del bienestar trivial a la auténtica alegría de vivir, esto es, a la plenitud.

El camino es largo, pero no impracticable, ni siquiera para los occidentales, impregnados de pragmatismo, prisa y materialismo. Hay que tener en cuenta que la luz conduce siempre a la luz, y que la sombra empuja siempre hacia la sombra. Lo podemos afirmar sin ambages: es preciso tomar y probar todo aquello hacia lo que tendemos de manera natural. Escribe Antoine de Saint-Exupéry, aviador y escritor, autor de *El principito*:

«Nadie se eleva interiormente si no es a costa de las propias fuerzas, extrayendo las energías del río cósmico y la fuente de lo divino».

¿Acaso volar para dirigirse hacia todas las dimensiones no ha sido siempre el sueño de los hombres? Observando el cielo, el ser humano ha intentado buscar en él una respuesta al problema de su existencia, antes de que Jesucristo predicase la buena nueva y antes de que Antoine de Saint-Exupéry tomase la pluma. La verdad es que todas las personas somos un poco pilotos, porque estamos al mando de nuestra propia vida aunque, con bastante frecuencia, nos neguemos a asumirlo. Volamos sin cesar, al menos con el pensamiento, que no reconoce los límites trazados en el espacio y que nos pertenece por completo: nadie nos lo puede robar, no lo olvidemos.

Aprendamos, pues, a emplear nuestras armas, perfeccionémonos y despeguemos también nosotros, pero sólo cuando nos sintamos seguros de haber dispuesto a la perfección todos los preparativos. No debemos saltarnos las fases intermedias, pues cada persona está dotada de potencialidades propias desde el día en que irrumpe en la vida. Utilicemos y armonicemos nuestras virtudes, cultivémoslas de forma constante. Ahora, ya estamos listos para emprender el viaje. ¡Despeguemos!

Cuidado, no quememos etapas; de ser así, nos ocurrirá como a Ícaro, hijo de Dédalo, que pereció al derretirse sus alas impregnadas de cera al volar demasiado cerca del Sol... El Sol, astro de vida, es fuente de luz para quien espera, para quien tiene paciencia.

Epílogo

Nuestro mayor mérito
no consiste en no caer nunca,
sino en levantarnos siempre después.
ANÓNIMO

Tras la publicación de la primera edición de esta obra, hemos podido afinar los instrumentos de nuestra indagación y ampliar el campo de aplicación de la disciplina: tratamiento de los trastornos del sueño, jaquecas, problemas oculares y digestivos, etc. Hemos experimentado, con éxito, las técnicas sofrónicas en distintos casos y procesos.

El lector habrá advertido que en sofrología se tiende a recurrir a términos sencillos para aludir a conceptos y procedimientos más complejos. En otras palabras, se usan metáforas que, mediante palabras comunes, plasman experiencias nuevas. El empleo de la metáfora facilita la memorización y el aprendizaje. Por ejemplo, a un paciente tumbado se le dice: «suéltese». En este caso, «soltarse» no significa perder el control de nuestro cuerpo sino, simplemente, aflojar las tensiones parasitarias.

Por último, nos permitimos recordar que el sofroanálisis, derivado del ciclo superior analítico del *training* autógeno de Schultz, presenta puntos de contacto con las teorías de Freud, Jung y Lacan, aunque resulta más expeditivo que ciertos tipos de tratamiento clásico.

Sin duda, la sofrología es una disciplina en evolución, que aún puede enriquecerse y ofrecer a quien lo desee la posibilidad de beneficiarse a sí mismo, de ganar serenidad y de irradiar una atmósfera de bienestar.

www.ingramcontent.com/pod-product-compliance
Lightning Source LLC
Chambersburg PA
CBHW081409270326
41931CB00016B/3431